DIXIÈME MILLE

GUIDE MÉDICAL

DES MALADES EN TRAITEMENT

AUX

EAUX DE VICHY

CONTENANT

TOUS LES RENSEIGNEMENTS
INDISPENSABLES AUX ÉTRANGERS
PENDANT LEUR SAISON THERMALE

PAR

A. MALLAT

PHARMACIEN DE PREMIÈRE CLASSE *1888*

ANCIEN INTERNE DES HÔPITAUX DE PARIS

ADMINISTRATEUR-GÉRANT DES *Annales de Médecine Thermale*

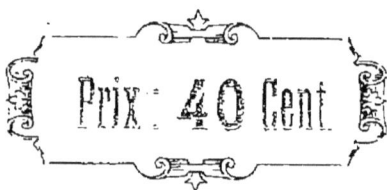

Prix : 40 Cent

VICHY

BOUGAREL, IMPRIMEUR-ÉDITEUR

RUE SORNIN.

—

Tous droits réservés

GUIDE MÉDICAL

DES MALADES EN TRAITEMENT

AUX

EAUX DE VICHY

CONTENANT

TOUS LES RENSEIGNEMENTS

INDISPENSABLES AUX ÉTRANGERS

PENDANT LEUR SAISON THERMALE

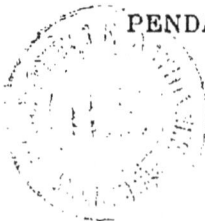

PAR

A. MALLAT

2 26
1888

PHARMACIEN DE PREMIÈRE CLASSE

ANCIEN INTERNE DES HÔPITAUX DE PARIS

ADMINISTRATEUR-GÉRANT DES *Annales de Médecine Thermale*

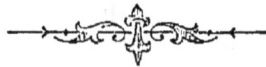

VICHY

C. BOUGAREL, IMPRIMEUR-ÉDITEUR

Rue Sornin.

PRÉFACE

Vichy n'est pas une de ces stations thermales dont la vogue et le succès tiennent seulement à la *mode,* cette grande faiseuse de renommée. Bien avant que la réclame fut le plus sûr moyen non seulement d'amener du monde dans les villes d'eaux, mais aussi de créer des stations dont l'existence n'a pas sa raison d'être, les eaux de Vichy avaient déjà une réputation européenne ; et, quoique à cette époque il n'y eût pas ici le confortable qui existe de nos jours, bien des étrangers venaient s'y soigner et s'y guérir.

Quoiqu'on fasse contre Vichy, quoiqu'on puisse inventer pour lui nuire, nos eaux seront toujours par leur variété de température, par leur puissance alcaline, par leur emploi si varié et si sûr, les premières du monde entier ; et la progression croissante des· buveurs, qui a fait que ceux-ci étaient au nombre de 47,000 en 1887, ira toujours en augmentant d'année en année.

On a si souvent donné l'étymologie du mot *Vichy,* que je crois inutile de disserter pour savoir s'il vient de *Vicus calidus* ou de *Vici,* le c se prononçant *ch,* ou bien s'il dérive des mots druidiques *gwich* ou *wich,* force, vertu, et de y, eau. La *Table de Peutinger* le désigne sous le nom de *Aquæ calidæ.*

Il est certain qu'à l'époque romaine, Vichy avait

déjà une certaine importance. On y a retrouvé en grand nombre, outre des poteries, des chapiteaux, des armes et des lampes funéraires, une grande quantité de médailles frappées à l'effigie d'Auguste, d'Agrippa, de Claude, de Trajan et des Antonins. Il est établi aussi d'une façon indiscutable qu'en revenant du siège de Gergovie, César, après avoir suivi la *voie romaine,* passa l'Allier sur le pont de Vichy et construisit le premier établissement thermal, qui plus tard fut détruit par les barbares du Nord.

Je ne veux pas décrire les différentes phases de l'histoire de Vichy. Tour à tour reconstruits et détruits par les guerres de dévastation qui ensanglantèrent bien souvent la France pendant l'époque féodale, les thermes de Vichy commencèrent à être suivis après qu'Henri III y eut fait construire l'établissement de bains, bien rudimentaire il est vrai, qu'on désignait autrefois sous le nom de *Maison du Roi.*

Mais ce n'est pas la place ici de faire l'historique de la création de Vichy-les-Bains ; dans les pages qui vont suivre, on trouvera à ce sujet tout ce que la curiosité du lecteur peut désirer. Qu'il lise donc ce petit volume du commencement à la fin, et je suis certain qu'il connaîtra alors cette belle ville d'eau, qu'il est venu habiter vingt jours seulement, aussi bien que l'auteur de ce livre.

Ce *Guide Médical* est divisé en deux parties : Dans la première, il traite de tout ce qui a rapport à l'usage des eaux minérales, à leur composition, aux maladies qu'elles guérissent, etc., etc. ; dans la seconde, j'ai réuni tous les renseignements qui peuvent être de quelque utilité aux étrangers pendant leur saison thermale.

Je crois avoir fait une œuvre complète et utile. Je puis affirmer que je n'ai signalé que des faits précis et mathématiquement exacts. Je n'hésite pas à déclarer que le travail que je livre au public n'a jamais encore été édité de cette façon ; je souhaite qu'il soit bien accueilli par ceux-là à qui il est destiné : par les malades qui viennent boire de l'eau minérale à Vichy et qui, par conséquent, en boivent *chez eux* pour achever leur traitement, pour assurer leur guérison.

A. MALLAT.

Beauregard, 27 Janvier 1888.

GUIDE MÉDICAL

I

DESCRIPTION DES SOURCES DE VICHY

Je diviserai les Sources du Bassin de Vichy en trois classes, suivant leur degré thermométrique :

1° Les Sources chaudes (Qui doivent être bues sur place et ne supportent pas le transport).
- Grande-Grille.
- Chomel ou Puits Carré.
- Hôpital.

2° Les Sources tièdes (Sans indications précises).
- Lucas.
- Mesdames.
- Parc.
- Vesse.
- Lardy.

3° Les Sources froides (Les seules dont on doit faire usage en dehors de Vichy).
- **Source Mallat** (St-Yorre)
- Célestins.
- Hauterive.

Je vais dire quelques mots de l'histoire de chacune de ces sources :

SOURCES CHAUDES

Source de la Grande-Grille

L'une des plus anciennes et des plus connues de toutes les sources de Vichy ; elle jaillit à l'une des extrémités de la galerie nord de l'Etablissement

.thermal. En 1753, lors du tremblement de terre de Lisbonne, cette source a subi des intermittences. Depuis, à la suite de travaux exécutés par différents ingénieurs, son débit et la température de son eau ont subi de nombreuses variations. Ainsi, en 1844, elle donne seulement $4^{m3}750$ d'eau en vingt-quatre heures et à la température de $32°25$. En 1853-54, son débit s'éleva à 91^{m3} et sa température à $41°8$. Enfin en février 1861, M. de Gouvenain a trouvé :

Au niveau supérieur . . . $41^{m3}152$
Au niveau inférieur. . . . $71^{m3}427$

Le 22 juillet 1873, à 7 heures du soir, sa température était de $42°$, celle de l'air étant de $26°$ et la hauteur barométrique de 739 milli. La densité de l'eau à $13°$ était de 1,0035. On sait quelle importance possède l'eau de cette source de Vichy; sa buvette est sans contredit la plus suivie.

Le trop plein de cette source se rend dans de vastes réservoirs, d'où il est pompé pour servir aux bains minéraux des établissements thermaux.

Puits Carré et Puits Chomel

Cette source, connue autrefois sous le nom de Fontaine-des-Capucins ou de Réservoir, est située à quelques mètres seulement de la Grande-Grille, au milieu de la galerie nord de l'Etablissement. On y accède par un chemin souterrain, qui du reste sillonne une partie du sous-sol de Vichy.

Jusqu'en 1844, le Puits Carré et le Puits Chomel formaient deux sources distinctes.

Dans sa *Cosmographie de tout le monde (1575)*, François Belle Forest cite et décrit le Puits Carré, qui avait donc déjà, à cette époque reculée, une situation bien déterminée.

En 1695, le docteur Chomel, alors intendant des Eaux de Vichy, faisait faire par ordre du Roy les fondements d'un bâtiment neuf pour enfermer les bains, lorsque les ouvriers furent frappés d'une odeur de soufre qui les força à cesser leur travail ; puis, tout à coup, une source jaillit en abondance, qu'on enferma de suite dans un bassin de marbre blanc et qu'on couvrit d'un pavillon soutenu sur des colonnes. Elle reçut le nom de *Source Chomel* ou *Petit Bourbon*, à cause de la douceur et de la chaleur de son eau, semblable à peu près à celle de Bourbon-l'Archambault, très en vogue au siècle dernier.

A la suite de travaux fort importants, dirigés par M. l'ingénieur François, le Puits Chomel, qui n'était que la dérivation du Puits Carré, fut réuni à ce dernier en 1844. Depuis cette époque il n'existe plus qu'une seule source, située en contre bas : la buvette est alimentée par une petite pompe qui continue à porter le nom du docteur Chomel et qui se trouve au milieu de la galerie de l'Etablissement thermal.

En février 1861, le débit du Puits Carré était de 115m3832. En 1873, la température de l'air étant de 28°, la température de l'eau a été trouvée de 43°3. La densité de l'eau ramenée à 12° était de 1,0025.

La source du Puits Chomel est peu suivie par les malades. On y va boire lorsqu'une affection des bronches ou de la gorge arrête le traitement aux autres sources. On peut le continuer et on le continue quelquefois avec succès à Chomel.

Le trop plein considérable de cette source sert également à alimenter le réservoir des bains minéraux. Une cloche à gaz permet de recueillir l'acide carbonique, qui l'été n'est pas utilisé, et dont on se sert l'hiver pour transformer le carbonate de soude extrait des eaux en bi-carbonate.

Source de l'Hôpital

Cette source, désignée autrefois sous le nom de Gros-Boulet, et plus tard de *Fontaine Rosalie*, en l'honneur de la duchesse de Mouchy qui, en 1819, y fit faire certaines réparations, est située vis-à-vis l'entrée de l'ancien hôpital civil, derrière le Casino, en face le pont de l'Allier.

C'est une des plus importantes et des plus utiles de toutes celles de Vichy. Son débit est de 48m3965 par vingt-quatre heures ; sa température est de 34°5. On la boit à la source et on l'expédie à tort comme les eaux froides de Saint-Yorre (**Source Mallat**), Célestins et Hauterive. Elle alimente, pendant la saison d'été, l'établissement de bains de l'hôpital, situé tout auprès d'elle. C'est dans cette eau qu'en 1867, M. le professeur Baudrimont a découvert l'*Oscillaria thermalis ou Vichyensis*.

SOURCES TIÉDES

Source Lucas

Cette source a été captée en 1854. Pendant les travaux qu'on a exécutés à cette époque, on a réuni dans le même griffon les eaux de l'ancienne *Source des Acacias*.

Les eaux de la source Lucas ont été désignées successivement sous les noms de *Bouillettes,* par Claude Mareschal, en 1642 ; de *Petit Boulet,* par A. Joly, en 1676 ; de *Fontaines Gargniès,* par Claude Fouet, en 1686 ; et enfin plus récemment de *Fontaine des galeux* et de *Fontaine de Jouvence*. Le nom qu'elle porte aujourd'hui lui vient du docteur Lucas, inspecteur des Eaux de Vichy, de 1824 à 1834.

Elle débite en vingt-quatre heures 20,304 litres d'eau, assez sulfureuse, à la température de 30°.

Malgré un remarquable rapport de Prunelle au ministre, prouvant la nécessité de la conservation et de la mise en valeur des propriétés de la source Lucas, celle-ci n'est utilisée que pour les bains. Peu ou point de malades se rendent à sa buvette. Elle fournit la moitié de la quantité d'eau que l'Etat accorde à l'hôpital militaire pour ses bains, soit 12,000 litres par jour.

Source Mesdames

On a désigné longtemps la *Source Mesdames* sous le nom de *Fontaine Pajot*. Elle est amenée dans la galerie des Sources par un aqueduc, de son point d'émergence, qui est situé à 1,500 mètres de Vichy, entre la route de Cusset et l'allée de Mesdames.

Son débit par vingt-quatre heures est de 17,280 litres ; sa température de 17°.

Source du Parc

Cette source est située vers le milieu de l'ancien Parc. Elle a été obtenue au moyen d'un sondage, en 1844, par MM. Brosson frères, à 40 mètres de profondeur. Lors de sa découverte, elle eut pendant plusieurs jours des jaillissements énormes qui s'élevèrent à plusieurs mètres du sol. Aujourd'hui elle est plus calme. Elle débite par vingt-quatre heures 14,400 litres d'eau, à la température de 19°. Une pompe alimente la buvette, fort peu fréquentée. L'eau de cette source est utilisée pour les bains.

Source Intermittente de Vesse

Elle a été obtenue en 1844 par les frères Brosson. Elle est située sur la commune de Vesse, à quelques cents mètres du pont de Vichy, sur la route de Gannat.

Elle jaillit à une hauteur de six mètres environ, quatre fois par vingt-quatre heures, à intervalles inégaux. Elle débite 20,160 litres d'eau par jour, à la température de 28°. Cette eau, qui est bicarbonatée et fortement sulfureuse, n'est pas employée. Elle est considérée comme une simple curiosité.

Source Lardy

Cette source, située à 180 mètres des Anciens Célestins, est la propriété de la *Compagnie générale* des *Eaux et Bains de Mer*. Cette Compagnie a inauguré à Vichy une nouvelle méthode d'exploitation de l'eau minérale. Elle fait payer l'eau au verre aux malades que l'ordonnance du médecin envoie se soigner à cette source. Aucune loi ne permet d'interdire cette façon de faire, mais il serait bon, devant un tel abus, que le ministère du Commerce ne signât d'autorisation d'exploiter une source minérale qu'à la condition que la buvette de ladite source soit entièrement gratuite.

A la suite de travaux exécutés en 1877, la source Lardy devint intermittente. Depuis, grâce à un *régulateur*, c'est-à-dire à une bague qui réduit le diamètre de l'orifice du tube d'ascension, elle est continue.

De nouveaux travaux, qui ont duré tout l'hiver de 1886, ne l'ont pas, ce me semble, beaucoup améliorée.

Son débit est de 8^{m3} par vingt-quatre heures, sa température est de $31°$. Le sol d'où elle jaillit est à l'altitude de 262^m77, et l'orifice du tube ascensionnel est à 1 mètre au-dessus du sol.

SOURCES FROIDES

SOURCE MALLAT de Saint-Yorre

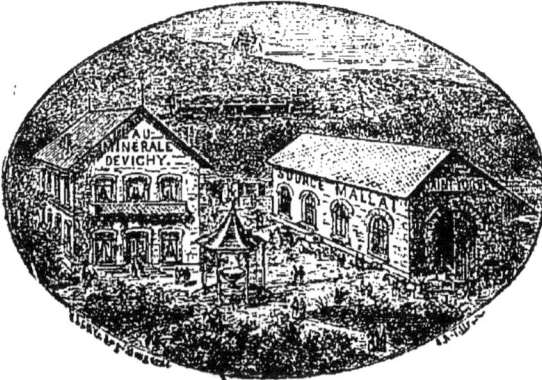

Le rapport que M. Ossian Henry fit jadis à l'Académie de Médecine sur l'eau minérale de Saint-Yorre, commence par ces mots : « En 1854, l'Académie était

« invitée à faire analyser dans son laboratoire, les
« échantillons expédiés en bonne forme, de l'eau
« minérale provenant des suintements apparaissant
« de temps immémorial à Saint-Yorre, dans la plaine
« dite des Boulets. »

C'est dans la partie de cette plaine, la plus rappro-
chée de l'Allier que j'ai, le 2 avril 1882, commencé les
travaux qui devaient m'amener, au bout de trois mois,
au captage de la **Source Mallat** de **Saint-Yorre**.

N'ayant aucune donnée certaine sur les couches de
terrain que j'avais à traverser, ne connaissant pas la
situation exacte de la nappe d'eau alcaline qui devait
alimenter, sans aucun doute, les nombreux bouillonnements que l'on rencontrait parfois dans les fossés du
champ des Boulets, je me décidais à chercher le
griffon d'une eau minérale en creusant le sol à ciel
ouvert. A 1m50 de profondeur, l'eau alcaline commença
à gêner les travailleurs ; avec une pompe à bras, je
m'en débarrassais facilement jusqu'à une profondeur
de trois mètres. Arrivé à ce point, il me fallut, le
13 avril, établir une pompe à vapeur afin de pouvoir
tarir le puits qui était, sans intermittence, envahi par
un mélange d'eau de l'Allier et d'eau alcaline.

Enfin, après un travail des plus longs et des plus
périlleux, je parvins à une profondeur de 7m, et je
fus alors tellement inondé par les eaux, que je me vis
forcé d'abandonner provisoirement mes travaux à ciel
ouvert et que je pris la résolution d'aller chercher la
nappe d'eau alcaline au moyen d'un forage, seul
moyen pratique dans l'espèce. Le 18 mai, je recom-
mençais mes travaux. Sans difficulté aucune je par-
venais, le 14 juin, à 18 mètres de profondeur, dans
une couche de sable quartzeux mélangé d'argile, d'où
jaillit, avec une force et une violence inconcevables,
une masse d'eau minérale qui s'éleva à plusieurs
mètres du sol.

La nouvelle **Source Mallat de Saint-Yorre**
n'était pas intermittente. Je fis immédiatement commencer le captage.

Ce captage a été fait à l'aide de trois tubes de diamètres différents. J'ai d'abord fait enfoncer un tube de 0^{m}260 de diamètre jusqu'à une profondeur de 5^{m}90, puis un second de 0^{m}210 jusqu'à 10^{m}50, et enfin le tuyau d'ascension, qui descend jusqu'à la couche de sable argileux elle-même et qui n'a que 0^{m}125 de diamètre. Entre ces différents tubes on a coulé du ciment.

Après ce travail la source se calma quelque peu. Elle prit vite un débit normal, et le 16 novembre, à une heure de l'après-midi, sa température était de 12°, la plus basse de toutes les eaux de Vichy, la température extérieure étant de 9°7 et la pression barométrique de 0^{m}733. Ce même jour, sa densité prise par le procédé du flacon, a été trouvée égale à 1,0054.

Son débit, mesuré à plusieurs reprises, n'a jamais varié. Il est de 43 mètres cubes par vingt-quatre heures, un des plus considérables qu'on ait vu jusqu'à ce jour à une source froide.

Aujourd'hui la **Source Mallat de Saint-Yorre** est enfermée dans un coquet petit pavillon. La vasque dans laquelle elle vient sourdre est surmontée d'une imitation de rocher, et l'eau, amenée par un tuyau, vient sortir à travers ce rocher et se déverser dans un vaste coquillage qui sert de buvette.

L'eau de cette source est remarquable par son alcalinité et sa limpidité parfaite ; elle est le type le plus exact de l'eau transportable ; un établissement établi de la façon la plus intelligente sert à l'expédition considérable de l'eau de cette source, dont la renommée n'est plus à faire et qui, par son merveilleux captage, est à l'abri de toute infiltration d'eau douce.

Pas beaucoup de sources froides du bassin de Vichy sont dans ce cas.

Sources des Célestins

M. l'ingénieur en chef des mines de Gouvenain, en signale quatre sous les noms suivants : *Anciens*

Célestins n° 1, — Anciens Célestins n° 2, — Nouveaux Célestins n° 1, — Nouveaux Célestins n° 2.

D'après la statistique officielle de 1883, ces sources ont comme température et débit en vingt-quatre heures : pour les anciennes 14° et 15° ; 288 litres et 14,400 litres ; pour les nouvelles 14°4 et 16° ; 432 litres et 13,392 litres.

Par suite d'infiltration, trois de ces sources ne sont presque plus exploitées aujourd'hui. Les *Anciens Célestins n° 2,* découverts en 1870 et qui débitent 14m3400 d'eau à 15° par vingt-quatre heures, suffisent à alimenter grandement la buvette et l'embouteillage pour l'expédition, qui a lieu à la source même.

M. Timbal-Lagrave fils, dans une note lue à la *Société Médicale* et publiée dans la *Revue Médicale de Toulouse,* exprime de la façon suivante son opinion sur les différentes sources des Célestins :

« Aux *Nouveaux Célestins,* à la *Grotte,* il y a encore des donneuses d'eau qui pompent un mélange d'eau minérale et d'eau douce d'une saveur fade, sans gaz, sans action sur l'économie.

« Reste les *Anciens Célestins n° 2.* Là, aussi, c'est la pompe qui alimente la buvette, et, il faut bien le dire, celle-ci comme les précédentes se perd d'année en année et n'est pas à l'abri non plus des infiltrations, surtout en temps de crue de l'Allier. »

Les sources des Célestins se trouvent à une extrémité de Vichy. On y arrive par le boulevard National, qui longe les nouveaux Parcs.

L'ancienne source des Célestins se trouve directement au-dessous de ce qui reste de l'ancien Couvent des Célestins. En 1858, on découvrit à quelques mètres de cette première source, une nouvelle fontaine qui venait sourdre à travers le rocher. Jusqu'à ces dernières années, les donneuses d'eau puisaient directement l'eau de la source de la *Grotte* dans un bassin creusé dans le roc. Depuis, une pompe placée au milieu même de cette grotte, alimente la buvette des *Nouveaux Célestins* n° 2.

Les *Anciens Célestins* se trouvent du côté opposé à la grotte. La buvette des *Anciens Célestins* n° 2, la seule suivie aujourd'hui, a perdu beaucoup de son importance, elle est également alimentée par une pompe.

Source d'Hauterive

Cette source, exploitée aujourd'hui pour le transport, est située près du village d'Hauterive, sur la rive gauche de l'Allier, à 5 ou 6 kilomètres au sud de Vichy.

Elle a été obtenue par un sondage qui fut exécuté vers 1850, par MM. Brosson frères. En 1853 elle devint propriété de la Compagnie fermière.

Elle fournit 47^{m3} d'eau par vingt-quatre heures à la température de 15°. Le sol d'où jaillit cette source est à l'altitude 261^m46 ; l'orifice d'écoulement est de 0^m85 en contre-haut. Le sol n'est qu'à 2^m20 au-dessus de l'étiage de l'Allier ; lors de la crue de septembre 1875, elle a été submergée sous 3^m30 d'eau.

L'eau de cette source n'est utilisée que pour l'exportation.

II

COMPOSITION DES EAUX DE VICHY

L'un des moyens thérapeutiques les plus répandus aujourd'hui est, sans contredit, l'emploi des eaux minérales. La renommée toujours croissante des stations thermales, les cures magnifiques qu'on y obtient, ne sont pas pour ralentir le succès du traitement hydriatique ; bien au contraire, tout semble concourir à donner une importance toute particulière à cette médication.

C'est donc comme un simple médicament que je veux envisager les eaux minérales du bassin de Vichy, et, c'est sur ce médicament, si universellement répandu, que je viens demander à ce qu'on fasse la lumière.

Toute ma pensée peut se résumer en ces quelques mots : *La composition exacte de l'Eau de Vichy n'est pas connue.*

Et cependant, dans son *Etude critique de la cachexie alcaline,* M. le docteur de Lalaubie admet « l'indivi- « dualité propre, et en quelque sorte irréductible, « que donne à l'eau de Vichy la complexité de ses « éléments constitutifs, complexité où doivent cer- « tainement jouer un rôle des agents dont l'activité « est appréciable à des doses minimes et qui, dans « l'eau jaillissant de la source, jouissent d'un dyna- « misme tout particulier qu'ils empruntent aux « conditions d'état naissant, et sans doute aussi à « l'état électrique de la source ».

D'autres admettent l'*individualité thérapeutique de chaque source du bassin de Vichy*.

En 1825, le docteur Lucas était déjà de cet avis. En effet, dans une *Notice médicale* faisant suite à l'analyse des eaux, par Longchamp, il disait : « Les sept sources « de Vichy présentent, dans leur emploi médical, des « différences bien plus importantes qu'on ne pourrait « le croire d'après l'analyse chimique ; et, bien qu'il « soit difficile d'établir *a priori* la raison de ces diffé- « rences, des observations nombreuses, renouvelées « depuis vingt-trois ans, ne me laissent aucun doute « à cet égard ».

Plus tard, Petit écrivait aussi : « Indépendamment « des différences que l'on observe dans les effets des « eaux de Vichy, suivant la susceptibilité nerveuse « des malades, la nature de leurs maladies ou les « complications qu'elles peuvent offrir, il en est d'au- « tres qui tiennent évidemment *aux sources dont on* « *fait usage,* ce qui ferait supposer que ces sources « ont entre elles des différences plus grandes que « celles que nous montre l'analyse chimique ».

Qu'y a-t-il de changé depuis Lucas, depuis Petit ? Rien, absolument rien.

Cependant une nouvelle opinion s'est fait jour. Magistralement émise, elle a déjà donné des résultats ; elle a déjà fait école. Je ne saurais mieux l'exposer qu'en citant textuellement le passage suivant, dû à la plume de M. le docteur Audhoui, médecin des Hôpi- taux de Paris, aux travaux duquel je ferai encore de nombreux emprunts : « Ce Vichy peut passer pour « une merveille, dit-il. Merveille ! en effet, que ces « fontaines de composition identique et d'égale vertu, « jaillissant côte à côte à des températures variées. « Voici de l'eau chaude, voici de l'eau tiède et de « l'eau froide, et voici même des eaux sans fraîcheur. « Et toutes ces eaux, quoi qu'on en dise, possèdent « une action médicinale identique ; elles ne diffèrent « que par la température, mais c'est capital ! »

De son côté, M. le docteur Durand-Fardel prétend

que « lorsque l'on considère le tableau analytique des « différentes sources de Vichy, on ne parvient pas à « saisir entre celles-ci des différences sensibles, « hormis pour ce qui concerne la *température* et la « qualité ferrugineuse ».

La question se pose donc maintenant ainsi : Y a-t-il une individualité thérapeutique pour chaque source du bassin de Vichy, ou bien l'eau de Vichy est-elle la même dans toutes les sources et n'y a-t-il de différence entre ces dernières que par la température native de leurs eaux ?

La clinique se contente, et à l'heure actuelle on peut dire qu'elle est forcée encore de se contenter, de l'*observation seule,* car la constitution chimique des sources, constitution fort discutable et fort discutée, ne peut pas lui fournir de renseignements significatifs sur leurs emplois respectifs.

Aussi, peut-on dire que ce qui fait seulement du Vichy actuel une *merveille,* c'est que ses eaux sont, selon leurs noms, chaudes, tièdes, sans fraîcheur ou froides. Est-il permis, pourtant, de nier l'influence de leurs éléments chimiques ?

On dit : Mais tel corps n'y existe qu'à l'état de *traces;* ces traces peuvent-elles avoir une action thérapeutique ?

Et pourquoi pas ?

Des affections du foie, de l'estomac, cèdent souvent très facilement à l'ingestion journalière de deux à trois verres d'eau de l'Hôpital; ce qui représente, d'après les analyses de Bouquet, 2^g862 à 4^g294 de sels, en solution dans 400 à 600 grammes d'eau à $31°70$. Est-il possible d'admettre que la même dose de sel alcalin, de bicarbonate de soude, puisque c'est ce corps qui, dans le commerce, a la prétention de remplacer le sel de Vichy, en solution dans la même quantité de liquide à la même température, produise, chez un malade changeant de climat et de pays, et jouissant de ces plaisirs de la ville thermale, plaisirs qu'on a voulu faire entrer en compte dans l'action des eaux minérales, est-il possible d'admettre, dis-je, que ce remède alcalin, bien facile à fabriquer, produise l'effet curatif de la véritable eau de Vichy ?

Poser cette question, c'est la résoudre ; tout le monde convient, aujourd'hui, qu'il y a dans les eaux minérales un effet particulier difficile à comprendre, qui tient, selon moi, non à la quantité des sels tenus en dissolution, mais à la multiplicité de ces sels. Il est donc utile, indispensable, nécessaire de connaître exactement, le plus exactement possible, cette multiplicité, et de savoir si elle est la même dans toutes les sources, ou au contraire si elle varie pour chacune d'elles.

Or, j'ai dit plus haut que la *composition exacte* de l'eau de Vichy n'était pas connue ; je vais maintenant le prouver.

Je laisserai de côté la bibliographie chimique de Vichy de 1605 à 1818. Tout ce qui a précédé l'analyse des eaux minérales par Mossier a peu d'importance ; c'est la *Mémoire renouvelée des merveilles des Eaux naturelles,* par Jean Banc (1605) ; la *Physiologie des Eaux minérales de Vichy,* par Claude Mareschal (1636) ; la *Description des Eaux minérales de Vichy, en Bourbonnais,* par Antoine Jolly (1676) ; le *Traité des Eaux minérales de France,* par Duclos (1677) ; les *Observations sur les concrétions terreuses et salines des Eaux de Vichy,* par Antoine Jolly (1683) ; le *Secret des Bains et Eaux minérales de Vichy,* par Claude Fouet (1686) ; l'*Examen des Eaux de Vichy,* par Geoffroy (1702) ; l'*Examen des Eaux de Vichy,* par Burlet (1707) ; des *Observations sur les Eaux thermales de Vichy,* par M. de Lasonne (1753) ; une *Dissertation sur le transport des Eaux de Vichy,* par Em. Tardy (1755) ; le *Traité des Eaux minérales de Châteldon, de Vichy et d'Hauterive et leur analyse,* par M. Desbrest (1778) ; les *Observations sur les Eaux thermales de Bourbon-l'Archambault, de Vichy et du Mont-Dore,* par de Brieude (1788), etc., etc.

En 1818, Mossier publia, dans le *Manuel des Eaux minérales*, l'analyse incomplète et surtout imparfaite, de sept sources de Vichy. Mais c'est seulement à Berthier et Puvis, ingénieurs au corps royal des mines, que l'on doit la première composition de l'eau de Vichy. Ces savants publièrent la teneur, en sels, d'un litre du Puits Carré, dans les *Annales des Mines* de 1820. Ils avaient trouvé :

Acide carbonique...............	4ᵍ000
— muriatique...............	0ᵍ260
— sulfurique	0ᵍ157
Soude......................	2ᵍ706
Chaux......................	0ᵍ159
Magnésie	0ᵍ022
Silice......................	0ᵍ045
Tritoxyde de fer...............	0ᵍ006
	7ᵍ355

En 1825, parurent les premières recherches officielles sur les Eaux minérales et thermales de Vichy. Le gouvernement avait chargé M. Longchamp de ce travail, et voici le tableau des résultats obtenus :

DÉNOMINATION DES SOURCES	GRANDE GRILLE	PUITS CARRÉ	ACACIAS	LUCAS	HOPITAL	CÉLESTINS
	gr.	gr.	gr.	gr.	gr.	gr.
Poids du résidu fixe.......	4.9812	4.9792	5.0910	5.0349	5.0521	5.2540
Acide carbonique libre....	0.9433	1.0599	1.2862	1.0702	0.9794	1.1145
Bicarbonate de soude.....	4.9814	4.9814	5.0513	5.0864	5.0513	5.3240
— de chaux.....	0.3498	0.3429	0.5668	0.5005	0.5223	0.5603
— de magnésie.	0.0849	0.0867	0.0971	0.0970	0.0952	0.0727
Muriate de soude.........	0.5700	0.5700	0.5426	0.5463	0.5426	0.5790
Sulfate de soude.........	0.4725	0.4725	0.4202	0.3933	0.4202	0.2754
Oxyde de fer.............	0.0029	0.0066	0.0170	0.0029	0.0020	0.0059
Silice	0.0736	0.0726	0.0510	0.0415	0.0478	0.1131
	7.4784	7.5926	8.0322	7.7381	7.6608	8.0449

On le voit, Longchamp s'en tenait à la composition de Berthier et Puvis, tout en arrivant à des résultats quelque peu différents.

Ainsi, Berthier et Puvis trouvaient une composition dont le total était par litre de 7ᵍ355 pour le Puits Carré, tandis que Longchamp attribuait à ce même total le chiffre de 7ᵍ5926.

En 1838, avec Boulay et O. Henry, un nouvel alcalin, la potasse, non dosée mais attribuée cependant aux eaux de Châteldon, entra en scène. L'acide sulfhydrique fut aussi découvert à la même époque par Chevallier dans les eaux de Vichy. Il avait déjà été entrevu au siècle passé par Chomel et Desbrest.

Dans son *Traité des Eaux minérales,* paru en 1778, Desbrest dit en effet que les Eaux de Vichy « ont « toutes une odeur d'acide sulfureux volatil, une « odeur de foie de soufre plus ou moins marquée, « suivant la température de l'air et relatif à leur « degré de chaleur..... d'ailleurs cette odeur est plus « ou moins sensible, suivant que l'eau minérale est « plus ou moins chaude ; elle est moins reconnais- « sable dans l'eau des sources les plus chaudes, « qu'elle ne l'est dans celles qui sont tempérées ; elle « n'est pas sensible dans l'eau de la fontaine des « Célestins qui est froide. »

Dix ans plus tard, dans le *Journal de Pharmacie et de Chimie,* O. Henry publiait de *Nouvelles analyses des Eaux de Vichy.* Nous sommes déjà loin de Berthier et Puvis ; ce ne sont plus seulement la soude, la potasse, la chaux et la magnésie, qui existent dans ces eaux, mais encore la strontiane, la lithine, l'alumine, le manganèse, l'iode, le brôme et l'azote.

Les résultats obtenus par Henry sont, au reste, tellement typiques, qu'il est bon, dans un travail qui a la prétention d'être complet, de les noter textuellement. Ils sont consignés dans le tableau suivant :

PRINCIPES MINÉRALISATEURS	VICHY			
	Source Grande-Grille	Source nouvelle (Brosson)	Source Pré-Salé (Brosson)	Nlle Source Célestins (Lardy)
Azote	inapprécié	inapprécié	inapprécié	inapprécié
	litres	litres	litres	litres
Acide carbonique libre..	0,231	0,272	0,310	0,501
	gr.	gr.	gr.	gr.
Bicarbon. anhy. de soude	4.900	4,840	4,700	4,137
— de potasse.	indices	indices	indices	indices
— de chaux..	0,107	0,094	0,445	0,277
— magnésie .	0.065	0,057	0,408	0,210
— strontiane.	traces	traces	traces	traces
— de lithine.	traces	traces	traces	traces
Sulfate anhydre de soude	0,469	0,410	0,241	0,170
— de potasse.	0,020	0,004	0.020	0.020
Chlorure de sodium.....	0,538	0.500	0.295	0,358
— de potassium..	0,004	0,003	0,004	0,022
Iodure alcalin..........	sensible	sensible	sensible	sensible
Bromure alcalin.........	sensible	sensible	sensible	sensible
Phosphate..............	?	?	?	?
Nitrate.................	?	?	?	?
Silicate de soude.......	0,400	0,340	0,276	0,120
Silicate d'alumine.......	0.230	0,233	0,070	inapprécié
Fer et manganèse.......	0,001	0,001	0,001	0,001
Mat. org.azot. av. conferv.	indices	indices	indices	indices
Substances fixes........	6,734	6,482	6,860	5,315
Eau pure..............	»	»	»	»

La même année qu'Ossian Henry donnait ces analyses, c'est-à-dire en 1848, MM. Chevallier et Gobley constataient la présence de l'arsenic dans toutes les eaux de Vichy.

M. Z. Pupier, dans son livre sur l'*Action des Eaux de Vichy sur la composition du sang*, dit « que l'ar-« senic semble n'exister que dans les sources chaudes, « la thermalité favoriserait sa combinaison. *On ne le* « *trouve pas dans l'eau froide des Célestins* ».

O. Henry fit, vers la même époque, une analyse d'une nouvelle source de l'enclos des Célestins. Il y affirmait, de nouveau, la présence de la lithine, de la strontiane, du manganèse, de l'iode et du brôme ; il y reconnaissait aussi la présence d'un *principe arse-*

nical. Cependant, il faut noter qu'il oublie cette fois de rechercher l'*alumine.*

En 1849, J. Lefort refaisait l'analyse de cette eau des Célestins. Il y découvrait, comme Henry, la strontiane, la lithine, le manganèse, l'iode, le brôme et l'arsenic. Il ajoutait à ces résultats l'alumine d'abord, et le *crénate de fer* ensuite.

Il est bon d'indiquer, avant d'aller plus loin, que les chiffres donnés par ces divers chimistes, ne sont pas les mêmes pour les mêmes corps de la même source. On peut le dire, autant d'analyses, autant de compositions différentes ; et, c'est avec ces précédents en mains, que Bouquet entreprit, en 1851, par ordre du Ministre du Commerce et de l'Agriculture, le travail sur Vichy qui a fait école, et qui est aujourd'hui encore le seul cité, le seul bien connu. La conclusion de ce travail est synthétiquement contenue dans le tableau suivant :

PRINCIPES MINÉRALISATEURS	GRANDE GRILLE	CHOMEL	PUITS CARRÉ	LUCAS	HOPITAL	CÉLESTINS	PARC	HAUTERIVE
Acide carbonique libre	0.908	0.768	0.876	1.751	1.067	1.049	1.555	2.183
Bicarbonate de soude.	4.883	5.091	4.893	5.004	5.029	5.103	4.857	4.687
— de potasse........	0.352	0.271	0.378	0.282	0.440	0.315	0.292	0.189
— de magnésie......	0.303	0.338	0.335	0.275	0.200	0.328	0.212	0.504
— de strontiane.....	0.003	0.003	0.003	0.005	0.005	0.005	0.005	0.003
— de chaux....	0.434	0.427	0.421	0.545	0.570	0.462	0.614	0.432
— de protoxyde de fer	0.004	0.004	0.004	0.004	0.004	0.004	0.004	0.017
— de prot. de mang.	traces	traces	traces	traces	traces	traces	traces	traces
Sulfate de soude.....	0.291	0.291	0.291	0.291	0.291	0.291	0.314	0.291
Phosphate de soude..	0.130	0.070	0.028	0.070	0.046	0.091	0.140	0.046
Arséniate de soude...	0.002	0 002	0.002	0.002	0.002	0.002	0.002	0.002
Borate de soude......	traces	traces	traces	traces	traces	traces	traces	traces
Chlorure de sodium.	0 534	0.534	0.534	0.518	0.518	0.534	0.550	0.534
Silice..............	0.070	0.070	0.068	0.050	0.050	0.060	0.055	0.071
Matière org. bitumin.	traces	traces	traces	traces	traces	traces	traces	traces
TOTAUX......	7,914	7,959	7,833	8.797	8.222	8.244	8.601	8.956

Ainsi Bouquet niait, non seulement la présence de la lithine, mais encore celle du brôme, de l'iode, de l'alumine, et du *crénate de fer* indiqué par Lefort.

Jusqu'en 1873, personne n'émit de doutes sur la parfaite exactitude des chiffres de Bouquet. A cette époque, M. de Gouvenain, ingénieur des mines, fit paraître des *Recherches sur la composition chimique des Eaux thermo-minérales de Vichy, de Bourbon-l'Archambault et de Néris.*

Il affirma, d'abord, dans les eaux minérales de Vichy, la présence du brôme, de l'iode, du fluor et de la lithine, présence niée par Bouquet, et il y trouva aussi le plomb, le cuivre, le cœsium, le rubidium, le zinc et le cobalt, non encore cités.

En 1875, deux analyses de la source Prunelle furent publiées ; la première, faite à l'école des mines par l'ingénieur Moissonnier, contenait la lithine, tandis que M. Bouis, chef du laboratoire de l'Académie de Médecine, n'indiquait, dans la composition de cette eau, ni la présence de la lithine, ni celle de la strontiane.

Mon savant maître, le professeur Riche, dans une lettre particulière qu'il m'écrivait en 1881, me disait qu'il avait rencontré, au spectroscope, les raies caractéristiques du lithium dans les eaux d'Hauterive.

J'entrepris d'élucider un point de la composition des eaux de Vichy. Dans ma thèse inaugurale (1882), où je traitais la question de la lithine, je découvris que toutes les sources de Vichy contenaient cette base que je dosais dans le plus grand nombre. O. Henry avait donc raison, et Bouquet, l'officiel Bouquet, avait tort. Depuis moi, deux analyses d'eaux minérales de Vichy ont été faites. La première, dûe à M. Truchot, mentionne la lithine, et la seconde, sortie du laboratoire de l'Académie de Médecine, sans être aussi complète que celle du savant professeur de Clermont, donne à peu près les mêmes résultats.

C'est celle de la **Source Mallat de Saint-Yorre,** dont il est bon de publier textuellement la composition.

Elle renferme :

Bicarbonate de soude	....	4,660
—	potasse	0,380
—	chaux...............	0,640
—	magnésie...........	0,060
—	lithine	0,005
—	de protoxyde de fer.	0,012
Sulfate de soude	....	0,024
Chlorure de sodium	....	0,510
Arséniate de soude	....	0,010
Silice	....	0,010
		6,311
Acide carbonique libre	....	2,008

On le voit, dans la bibliographie chimique de Vichy, il n'existe, pour l'heure, rien de précis, rien de positif. La composition des sources varie suivant l'auteur que l'on consulte, suivant la date de l'analyse. Cependant, la chimie hydrologique a presque dit aujourd'hui son dernier mot. On peut, si l'on veut, étudier les eaux minérales de la façon la plus complète. Malgré cela, l'indécision est encore permise quand on parle de Vichy.

Ce long exposé suffit donc grandement à démontrer, ce me semble, qu'actuellement, rien n'autorise à dire que les nombreuses sources de Vichy ont une composition identique ; tout, au contraire, tend à les différencier et à les grouper, comme je viens de le dire, suivant l'époque et l'auteur de l'analyse.

Mais il y a plus, la température et le débit des sources sont instables, et à l'appui de cette opinion, je puis copier particulièrement les différentes observations si remarquables relatives à la source de l'Hôpital :

En 1823 R. Beauvais trouvait un débit de 51m3	et une t. de	35°25
1842 François	—	53m3350	—	31°60
1844 François et Boulanger	—	52m3416	—	29°90
1856 François et Rigeon	—	47m3439	—	30°70
1859 de Gouvenain	—	51m3391	—	34°70
1873 du Cloiseaux	—		—	34°

Je pourrais citer de pareils faits à propos de toutes nos fontaines minérales. Mais à quoi bon !

Cette instabilité n'existe-t-elle pas aussi dans la composition de l'eau des sources ?

Ces différentes questions et bien d'autres, dont l'une, celle des diatomées, est fort importante, exige qu'une nouvelle analyse officielle de toutes les eaux du bassin de Vichy soit exécutée dans le plus bref délai. Non seulement la science, mais le commerce aussi, réclament cette réforme urgente.

En tout cas, pour l'instant, Vichy doit sa supériorité sur les autres stations d'eaux minérales alcalines, seulement à la variété de la température de ses sources. Elles diffèrent sûrement entre elles, et c'est là un point bien important, par leur température. Elles sont chaudes, tièdes, froides ou sans fraîcheur.

Ces variations thermométriques, outre des indications particulières, où la thermalité joue un grand rôle, permettent de résoudre facilement, dans le traitement à Vichy même, toutes les questions de digestion des eaux. En effet, personne n'ignore que certains malades qui digèrent les eaux chaudes ne peuvent supporter ni les eaux tièdes, ni les eaux froides ; d'autres, au contraire, ne peuvent digérer que les eaux tièdes ; enfin, quelquefois, les eaux froides réussissent très bien à quelques-uns qui ne peuvent absorber, sans souffrir, l'eau chaude ou l'eau tiède.

Ces différences dans la température de sources, toutes alcalinisées par les bicarbonates de soude, de potasse et de lithine, placent notre ville d'eaux au sommet des stations thermales du monde entier. Ces considérations expliquent aussi fort bien, la multiplicité des affections qui y sont traitées : *Maladies de l'Estomac, du Foie, des Reins, de l'Intestin, le Diabète, le Rhumatisme, la Goutte, l'Albuminurie, la Gravelle,* etc., etc.

III

MALADIES TRIBUTAIRES DES EAUX DE VICHY

Les maladies tributaires des eaux de Vichy, sont aussi imposantes par leur nombre que par leur gravité. Je ne veux pas dire par là qu'elles sont certainement et irrévocablement fatales, mais que la plupart d'entre elles réclament des soins sérieux et de tous les instants, faute de quoi les accidents les plus terribles sont à craindre. Ce sont les organes contenus dans la cavité abdominale qui fournissent à la médication alcaline le gros contingent morbide.

Les désordres du tube digestif et de ses annexes sont plus particulièrement du ressort de Vichy; les dyspepsies, les gastrites chroniques, l'ulcère simple de l'estomac, les entérites, la lithiase biliaire et les engorgements du foie sont de ce nombre. A côté des voies digestives se placent les voies urinaires; la gravelle urique, les néphrites chroniques, l'albuminurie, les cystites paient également un lourd impôt à nos eaux. Les affections qui intéressent l'économie tout entière, telles que le diabète, la goutte, le rhumatisme et l'obésité viennent également réclamer leur bienfaisant concours. Toutefois il est juste de reconnaître que les unes et les autres, qu'elles soient générales ou locales, présentent un degré différent d'efficacité thermale. Tandis que la plupart de celles de l'estomac cèdent dans un délai relativement court, que les maladies du foie ne résistent pas mieux, au contraire celles des voies urinaires sont plus opiniâtres. Quant au diabète, à la goutte et au rhumatisme, malgré tous les bénéfices que les malades retirent de la médication Vichyssoise, on ne peut se vanter de les guérir d'une façon radicale. Ce qui ne veut pas dire que nos eaux soient moins actives dans un cas que dans l'autre, mais que certaines de ces affections sont plus tenaces que leurs voisines.

Sur place on emploie de préférence les sources chaudes de la Grande-Grille et de l'Hôpital ; à domicile, au contraire, on ne doit boire exclusivement que l'eau des sources froides (1). On leur adjoint tantôt la douche, tantôt le bain minéral, mais à titre d'accessoire seulement. Tout récemment encore la balnéation occupait le premier rang dans la médication Vichyssoise ; aujourd'hui elle est reléguée au second et un jour elle finira peut-être par disparaître de la thérapeutique, lorsque les appareils de douche auront subi la transformation exigée par la science.

Les contre-indications au traitement alcalin ne sont pas très nombreuses. Il y en a d'absolues et de relatives. L'épilepsie appartient à la première catégorie ; l'hystérie, les maladies du cœur et des poumons appartiennent à la seconde. Durant la saison thermale, rarement on est obligé de suspendre la cure, cependant lorsqu'apparaissent des coliques hépatiques ou néphrétiques et qu'il survient de la fièvre, quelqu'en soit le point de départ, il est sage de défendre l'usage des eaux, quitte à le reprendre une fois que tous les accidents seront dissipés.

Affections de l'Estomac et de l'Intestin

Souffrir de l'estomac, c'est souffrir de tous les organes à la fois. Ceux qui digèrent mal sont un exemple palpable de cette vérité.

---

(1) Voir à ce propos, dans la suite de ce volume, le chapitre relatif au *Vichy chez soi*.

Qu'entend-on par dyspepsie ? Toutes les fois qu'après les repas on éprouve de la pesanteur épigastrique, qu'on a des renvois nombreux, de l'angoisse, des baillements et que ces malaises sont habituels ou tout au moins fréquents, on est réputé être dyspeptique.

Lorsque les troubles digestifs n'atteignent que cette faible importance, on ne réclame pas le plus souvent l'intervention du médecin. C'est un tort, car alors il serait facile de couper court à ces malaises. Alors on attend, espérant que le temps sera un remède suffisant ; et lorsque l'innervation générale et la circulation cardiaque sont atteintes dans leur fonctionnement, on se décide enfin à se soigner.

Il est toujours temps d'agir dans la dyspepsie ; en un mot, quelle que soit la période du mal on peut obtenir et on obtient d'heureux résultats. Mais au début les chances de succès sont beaucoup plus étendues et plus certaines que si le sujet est amaigri et affaibli.

Il y a presque autant de formes de dyspepsies que d'individus souffrant de cette affection. La plus commune est sans contredit la variété acide ; la flatulente vient de suite après, par ordre de fréquence ; souvent chez le même sujet on rencontre simultanément les deux variétés.

Les dyspepsies acide et flatulente sont l'apanage de toutes les classes de la société, du riche comme du pauvre, de l'oisif comme du travailleur. Toutefois elles frappent de préférence ceux qui vivent d'une manière peu correcte, ceux qui ont des repas irréguliers, qui consomment des mets grossiers, ou ne prennent pas d'exercice. Il faut attribuer les malaises dans la dyspepsie acide à la production en excès du suc gastrique plutôt qu'à sa qualité défectueuse ; dans la dyspepsie flatulente, c'est au contraire le défaut de contractilité des tuniques musculeuses de l'estomac qu'il faut accuser.

En fournissant à l'estomac des sels alcalins, les eaux de Vichy neutralisent cet excès d'acide et rétablissent, en vertu de cette réaction chimique, les fonctions d'assimilation. Dans la dyspepsie flatulente quoique leurs propriétés curatives soient tout aussi certaines, on ne se rend pas toujours bien compte de la manière dont elles procèdent pour augmenter la tonicité des fibres musculaires de l'estomac.

Le plus souvent les sources de la Grande-Grille et de l'Hôpital suffisent pour répondre à toutes les indications, et comme adjuvant on emploie la douche froide en jet. Au bout d'une dizaine de jours, surtout si le malade consent à observer en même temps une diététique convenable, les aigreurs et les flatuosités auront disparu.

Les gastrites chroniques sont plus rebelles, et la thérapeutique qu'elles réclament doit être moins débonnaire. Caractérisées d'abord par des vomissements muqueux et bilieux, qui sont plus gênants que redoutables, elles s'accompagnent très vite de rejet d'aliments non digérés, lorsque l'estomac devient paresseux, atone. La dilatation du ventricule est, en effet, un des termes même de la gastrite chronique la conséquence presque forcée.

On se rend maître aisément des vomissements glaireux; l'eau de l'hôpital en boisson, les douches froides locales, un régime sévère, suffisent le plus souvent. Mais il est nécessaire qu'une fois la saison terminée on suive également un régime sévère, chose difficile à obtenir, car la plupart des gens qui sont atteints de gastrite chronique ont des antécédents alcooliques nettement déterminés et l'alcoolisme est un héritage dont on ne se sépare guère. Lorsque le mieux s'établit, on délaisse le régime à qui on le doit, on revient hâtivement aux anciens errements et alors surgissent des désordres bien plus inquiétants: rejet d'aliments non digérés tous les deux ou trois jours, inappétence, émaciation.

Dans ces cas l'estomac ayant atteint des dimensions excessives, ses tuniques musculaires étant affaiblies, sa surface interne étant recouverte de mucus épais, gluant, qui empêche le contact des aliments avec le suc gastrique, la méthode ordinaire ne suffit plus, l'eau de l'Hôpital et l'hydrothérapie sont impuissantes ; le lavage de l'estomac s'impose.

Les succès de cette nouvelle méthode ne se comptent plus ; aussi a-t-on jugé à propos de créer près des établissements de l'Hôpital et de la Grande-Grille de véritables lavabos, où chaque matin une foule de malades viennent débarrasser leur estomac des enduits qu'il renferme.

L'ulcère simple est moins fréquent que la gastrite chronique, mais il est beaucoup plus grave. Par les vomissements de sang qu'il occasionne à tout moment, il conduit rapidement à la cachexie ou à la mort, si on ne sait pas intervenir. Tantôt l'ulcère de l'estomac est primitif, tantôt il est secondaire ; dans l'un comme dans l'autre cas, l'usage de l'eau de Vichy sur place est indispensable, mais dans son administration il faut procéder avec circonspection. Comme pour les dyspepsies et les gastrites chroniques, on s'adressera à l'Hôpital en limitant les doses, en les fragmentant ; on évitera l'hydrothérapie comme étant trop perturbatrice, le lavage de l'estomac ne sera conseillé que si tous les autres moyens ont échoué, et on l'exécutera avec délicatesse. Enfin le lait constituera l'aliment unique du malade et sous aucun prétexte il ne faudra s'écarter de cette règle.

La gastralgie est aussi commune que pénible, elle est le patrimoine ordinaire de la femme à toutes les périodes de l'existence ; les hommes y sont aussi exposés, mais plus rarement. Contrairement au dyspeptique le gastralgique souffre en dehors du travail de la digestion et son appétit est sensiblement perverti. Les douleurs qu'il éprouve apparaissent sous forme d'accès plus ou moins intenses, ayant leur siège au niveau de l'épigastre et irradiant vers les hypochondres, vulgairement on les désigne sous le nom de crampes d'estomac. Le plus souvent ces souffrances périodiques sont le prélude d'affections du foie, quand elles ne sont pas dépendantes d'une lésion de l'utérus ou de ses annexes.

Quelle que soit sa pathogénie, la gastralgie est influencée heureusement par la cure de Vichy, mais l'administration des eaux réclame des précautions infinies ; tout d'abord les doses devront être modérées dans tous les cas, et leur absorption n'aura lieu que dans les périodes d'accalmie ; on suspendra tout traitement thermal dès qu'il surviendra un accès.

La source de l'Hôpital sera celle qui sera choisie de préférence ; cependant, s'il existe concurremment de l'anémie, on lui substituera une source ferrugineuse et l'hydrothérapie sera préférée au bain.

Dans les affections chroniques de l'intestin, les eaux de Vichy sont aussi salutaires que dans celles de l'estomac, et cependant, dans notre station, ce sont les secondes qui prédominent.

Des motifs divers, que je ne rechercherai pas, sont mis en avant pour expliquer cette différence ; le traitement alcalin est à peu près analogue, qu'il s'agisse de l'estomac malade ou de l'intestin. Cependant la balnéation, qui réussit si mal dans les dyspepsies, semble être plus efficace dans les entérites.

L'entéralgie idiopathique coïncide le plus souvent avec la gastralgie ; elle exige la même pratique thermale et suit sa destinée, c'est-à-dire qu'elle cède facilement.

Les entérites chroniques sont beaucoup plus rebelles. Caractérisées par des douleurs vagues incessantes, occupant toute la masse intestinale, par des alternatives de constipation et de diarrhée ; elles sont le désespoir des malades. Très rapidement elles s'accompagnent d'amaigrissement et d'affaiblissement extrêmes et deviennent le point de départ d'un état d'hypochondrie inquiétant.

Le gros intestin est le siège habituel de l'entérite chronique, et si la constipation est opiniâtre, des complications aiguës sont à craindre. Il est donc de la

2

plus haute importance de combattre énergiquement cette affection. Les agents pharmaceutiques échouent piteusement, c'est un fait ordinaire ; les eaux minérales alcalines, associées au régime lacté, seules peuvent soulager. Comme pour les désordres fonctionnels de l'estomac, on s'adressera à la source de l'Hôpital, et si la constipation persiste ou s'accroît, on prescrira la Grande-Grille, qui est plus laxative. Les bains seront préférés aux douches ; ils seront longs et tièdes ; il est rare qu'à la fin de la cure les selles n'aient pas repris une partie de leurs caractères normaux.

La diarrhée des pays chauds et la dyssenterie chronique méritent une mention particulière. On connaît mal les causes directes des affections intestinales qui nous arrivent de l'Orient ; nous les attribuons tantôt à l'impaludisme, tantôt, au contraire, à des hépatites. Malgré l'obscurité de l'étiologie, la connaissance exacte des désordres qu'elles provoquent nous permet de les combattre l'une et l'autre avec le plus grand succès.

La diarrhée des pays chauds s'accompagne de coliques sourdes, de selles abondantes et puantes, la dyssenterie chronique se traduit par des selles purulentes et sanglantes. L'une et l'autre provoquent un peu de fièvre, de l'inappétence, et conduisent lentement à la cachexie. Sous l'influence du traitement alcalin, la plupart de ces symptômes alarmants cessent, et la santé renaît. C'est à la source de la Grande-Grille et à la balnéation qu'on s'adressera dans tous les cas.

Maladies du Foie

Où Vichy triomphe sans conteste, c'est dans les affections chroniques du foie. La médication alcaline excelle principalement dans les engorgements hépatiques et la lithiase biliaire ; elle n'échoue guère que si l'organe est profondément altéré dans sa constitution anatomique. Chaque année, des milliers de malades, au teint jaune, viennent attester cette vérité.

L'engorgement du foie est la maladie du siècle ; lorsqu'il est produit par une lésion valvulaire du cœur, il ne faut pas espérer une guérison absolue ; mais s'il est le résultat d'une alimentation trop riche, sa disparition est la règle dans un laps de temps déterminé. Il consiste en une augmentation de volume portant principalement sur le lobe droit, nettement appréciable à la palpation et à la percussion. Cette augmentation ne dépasse pas trois ou quatre centimètres dans les cas ordinaires, mais atteint parfois huit centimètres et même davantage. Le malade se plaint médiocrement de son hypochondre ; il accuse presque constamment des troubles gastro-intestinaux ; sa peau est légèrement ictérique et les selles sont décolorées. Le peu d'acuité de ces symptômes le laisse dans une fausse sécurité, si bien qu'on a toutes les peines du monde à lui faire admettre que son foie est tuméfié et que cette tuméfaction peut le mener à la cirrhose.

L'eau de la Grande-Grille n'a pas d'égale dans tous les cas de ce genre. On administrera des doses élevées si on veut obtenir des effets durables; on lui adjoindra l'hydrothérapie, qui produit ici de véritables métamorphoses. Dans les engorgements récents, deux ou trois saisons de vingt-cinq jours chacune suffisent ; dans ceux qui sont anciens, quatre ou cinq seront nécessaires. Les effets immédiats sont à peu près nuls, le foie conservant au départ le volume qu'il avait à l'arrivée; toutefois, les fonctions d'assimilation sont notablement améliorées ; ce qui permet au malade de récupérer les forces et l'embonpoint qu'il a perdus. Les effets médiats sont plus nets ; l'année suivante, on constate une notable diminution de l'organe ; on trouve le foie remonté de deux ou trois centimètres, surtout si pendant l'hiver le malade a observé les règles bromatologiques indispensables en pareille circonstance ; son teint est plus frais, il mange et digère, enfin il est engraissé.

La colique hépatique est la maladie dominante à Vichy ; toutes les variétés s'y confondent, depuis les cas frustes ou légers, jusqu'à ceux qui sont nettement déterminés ou menacent sérieusement l'existence. Le tableau de ces symptômes est saisissant ; toute confusion est impossible. En voici les principaux : douleurs fixés à l'épigastre, au dos, à l'hypochondre droit, à l'épaule du même côté. Extrêmement aiguës, ces douleurs se produisent sous forme d'accès et s'accompagnent de rejets d'aliments plus ou moins digérés, auxquels succèdent des vomissements de bile et de glaires. A la fin de la crise apparaît un ictère éphémère, qui disparaît dès que le cours de la bile est rétabli. Cet ictère ne se produit guère qu'à la suite des accès à répétition ou longs ; il n'a donc qu'une importance relative au point de vue séméiologique. Si on examine le foie, on le trouve tuméfié et sensible à la palpation ; cette sensibilité se prolonge une semaine au plus.

Par quoi est occasionnée la colique hépatique ? Certains prétendent que c'est une névralgie essentielle, d'autres, et ce sont les plus nombreux et les plus autorisés, qu'elle est le résultat de la migration d'un ou de plusieurs graviers de cholestérine à travers les voies biliaires.

Chez les femmes neurasthéniques, il peut survenir de la colique hépatique *sine materia,* mais dans l'immense majorité des cas, la présence de cholélithes quelque part, est un élément indispensable à sa production. A vrai dire, on ne les trouve pas toujours dans les selles, mais les cherche-t-on bien exactement, et, du reste, parviennent-ils constamment à franchir le canal cholédoque ?

La pathogénie et le traitement de la colique hépatique n'étaient pas ignorés des anciens. Vers la fin du xviiie siècle, Durande, qui attribuait ce genre spécial de douleurs à des calculs biliaires, inventa un mélange pharmaceutique à base de térébenthine et d'éther, qui eut un immense retentissement. Les résultats merveilleux qu'il obtint, malgré la difficulté que les malades éprouvaient à l'ingurgiter, tant il était répugnant, le confirma dans cette idée, que l'éther et la térébenthine dissolvaient les calculs contenus dans les voies biliaires. Il ne se trompait pas, car ces deux agents associés l'un à l'autre, ou même isolément, sont des lithontriptiques de premier ordre.

Détruire les calculs biliaires c'est beaucoup, car on éloignait forcément, pour un certain temps, les accès de coliques hépathiques ; mais comment éviter la formation de nouvelles concrétions et partant le retour possible des douleurs. Durande prévut sagement le cas, et dans le but d'obvier à cet inconvénient, il conseilla l'usage du petit lait, le régime végétal et les eaux minérales. Toutefois, il paraît reléguer au second plan cette dernière partie du traitement de la choléli-thiase, tandis qu'aujourd'hui on lui accorde volontiers la première place et tandis qu'on réserve l'emploi de la térébenthine et de l'éther aux cas rebelles seulement.

Vichy est sans contredit la première station du monde pour la cure de la lithiase biliaire ; si sa vogue universelle s'explique tout naturellement, son action a besoin de quelques éclaircissements. Dans la cholé-lithiase, la bile, au lieu d'être neutre ou faiblement alcaline, est acide ; c'est même cette acidité qui semble être la cause de la formation de dépôts de cholestérine. Les eaux minérales alcalines, en ramenant à l'état normal ce liquide excrémentitiel, en le rendant plus fluide, empêchent la formation de nouveaux graviers, mais elles n'attaquent pas ceux qui existent déjà. Plus qu'aucune source du bassin de Vichy, celle de la Grande-Grille jouit de ces propriétés fluidifiantes et alcalinisantes ; c'est la source par excellence de la lithiase biliaire.

On peut l'administrer dès les premiers jours de la cure, mais en limitant les doses, sans quoi on s'expose à faire renaître les accès. Afin d'éviter cet inconvénient, il est plus sage de débuter par une source moins active, l'Hôpital par exemple. A cette pratique on adjoindra la balnéation, qui produit ici les meilleurs effets.

Si pendant la cure il se produit un accès, on le traitera par les moyens ordinaires : cataplasmes, injections hypodermiques de chlorhydrate de morphine, etc. ; et tant qu'il persistera à un degré quelconque d'intensité, on suspendra le traitement thermal.

Diabète sucré

Le diabète sucré n'est pas une entité morbide bien définie. Les uns l'attribuent à une altération des liquides de l'économie ; d'autres à une lésion des centres nerveux ; plusieurs à un trouble fonctionnel du foie et quelques-uns à une lésion du pancréas. Cliniquement il se traduit par l'élimination quotidienne d'une certaine quantité de glycose, par de la polydipsie, de la polyurie et un affaiblissement général progressif. Bien que le malade mange le plus souvent avec un appétit excessif, il maigrit et perd plusieurs kilogrammes d'une année à l'autre.

Le diabète frappe toutes les conditions sociales ; toutefois le riche y est plus exposé que le pauvre, l'homme que la femme. C'est vers la quarantième année qu'il se déclare habituellement, mais aucune époque de l'existence n'en est exempte ; l'adolescent et le vieillard y sont sujets : tandis que chez le premier il est presque constamment mortel et à bref délai, chez le second il est relativement bénin.

La pathogénie du diabète est très obscure ; plus de vingt théories ont été répandues dans le public pour expliquer la glycémie, aucune d'elles ne satisfait complètement l'esprit ; ses formes sont presque aussi nombreuses et n'offrent pas plus d'intérêt.

Dans le diabète, les complications abondent ; aucun système d'organes n'est épargné. On observe, en effet, des névralgies, des anthrax, des gangrènes, la tuberculose, etc., etc. Quelle que soit la complication à laquelle il donne lieu, elle acquiert très vite une gravité exceptionnelle, par suite de l'adultération des liquides de l'économie. Chez l'individu sain, les plaies superficielles, les écorchures, sont d'une bénignité telle que c'est à peine si on les traite ; chez le diabétique, elles affectent toujours une marche insidieuse, s'éternisent et exposent à une foule d'accidents graves.

Tous les médicaments connus jusqu'à ce jour ont été employés contre le diabète ; malgré des réclames pompeuses, aucun d'eux n'a tenu la promesse de l'inventeur. Il en est qui peuvent répondre à une indication précise, mais quant à guérir indistinctement dans tous les cas, c'est une faculté qui leur est refusée. Le diabète me paraît incurable ; jusqu'ici il n'y a guère que le régime de Bouchardat et les eaux alcalines qui puissent, non pas guérir, mais soulager.

Les effets des eaux de Vichy sont rapides. Dès le quatrième jour de la saison, un mieux notable se fait sentir ; l'urine est moins abondante, plus colorée, la soif et la sécheresse de la bouche diminuent, le sommeil et les forces reviennent. Quant à la glycosurie, elle baisse de plus d'un gramme par jour ; elle finit quelquefois par disparaître totalement si la cure est longue et le cas récent, mais c'est un fait exceptionnel. Ces phénomènes de rénovation sont surtout appréciables au moment du départ du malade.

A Vichy, il n'y a pas de source affectée uniquement au traitement du diabète ; cependant, celles de la Grande-Grille et des Célestins paraissent plus particulièrement ordonnées contre cette affection ; quant aux bains et aux douches, ils ne font que se disputer l'honneur de leur servir d'adjuvants.

Lorsqu'il y a affaiblissement notable, c'est à l'hydrothérapie qu'il faudra s'adresser ; s'il y a des complications du côté de la peau, c'est à la balnéation qu'on aura recours. Une fois la saison terminée, tout n'est pas fini. A domicile, le malade devra faire usage, plusieurs fois dans l'année, des *eaux froides* du bassin de Vichy, et ne s'écarter, en aucun cas, de son régime, sous peine de retomber. En somme, toute l'année il sera astreint à un traitement qui n'a rien de désagréable, si ce n'est d'être obligatoire pendant toute la vie.

Goutte

La podagre est une affection constitutionnelle héréditaire, qui ne pêche ni par la pénurie des lésions, ni par l'absence de symptômes. Voici, en quelques mots, comment on doit la comprendre : Anatomiquement, elle est caractérisée par des dépôts d'urate de soude dans les jointures ou leur voisinage ; cliniquement, par des fluxions occupant les articulations et se renouvelant à intervalles plus ou moins éloignés.

Plusieurs théories ont été créées pour expliquer la genèse de cette maladie. Je ne veux en retenir que deux. Les uns l'attribuent à une production exagérée de l'acide urique dans l'économie ; pour d'autres, la production de cet acide est normale, mais son élimination s'opère incomplètement. Chacune de ces hypothèses a sa valeur, comme aussi son côté faible. Quoi qu'il en soit, c'est l'acide urique qui paraît être le principal agent morbifique, et c'est contre lui que sont dirigés tous les efforts de la thérapeutique.

Tous les peuples ont leurs goutteux, moins cependant ceux qui sont pauvres que ceux qui vivent dans l'opulence. Les statistiques nous procurent, sur ce point, de précieux renseignements. Autrefois c'étaient les Romains qui occupaient le premier rang parmi les goutteux, ils sont remplacés aujourd'hui par les Anglais ; les Français ne viennent qu'après.

La podagre héréditaire apparaît vers l'âge de vingt ans ; celle qui est acquise vers quarante. Le citadin y est plus exposé que l'homme de la campagne, le rentier que l'ouvrier.

Il y a deux variétés de goutte : l'aiguë et la chronique.

Dans la première, on observe des gonflements articulaires avec rougeur et chaleur ; ces manifestations se produisent sous forme d'accès et se renouvellent à différentes époques de l'année ; dans leurs intervalles, les jointures peuvent exécuter tous les mouvements dont elles sont susceptibles à l'état sain. Lorsque l'accès évolue normalement, il n'y a pas de désordres à redouter du côté des viscères, mais lorsqu'il est arrêté soudainement ou même s'il est inquiété dans sa marche, il se produit des métastases du côté du cœur, de l'estomac et du cerveau.

La goutte chronique succède souvent à la goutte aiguë, parfois aussi elle affecte d'emblée cette tendance. Il n'y a pas, comme dans la forme aiguë, d'accès proprement dit, mais le malade souffre constamment ; ses jointures ne sont pas rouges, elles sont seulement œdématiées, douloureuses à la pression et demi-ankylosées. De temps en temps il survient des exacerbations passagères qui l'obligent à garder le lit.

Les complications auxquelles la goutte chronique donne lieu, sont variées. Les principales et les plus graves sont le ramollissement cérébral, la dégénérescence graisseuse du cœur ; les moins redoutables sont la congestion du foie et la lithiase rénale.

A un titre quelconque, toutes les formes de goutte sont justiciables des eaux de Vichy, parce que dans toutes il faut chercher à détruire l'acide urique qui se trouve en excès dans les liquides de l'économie, et que les alcalins seuls peuvent opérer ce résultat. Toutefois, c'est la forme aiguë qui bénéficie le plus de cette médication.

Jadis c'étaient aux Célestins que se rendaient en foule les goutteux ; aujourd'hui cette source est un peu délaissée, par suite de craintes exagérées. Si on peut avancer hardiment qu'aucune eau minérale de Vichy n'a la spécialité de la cure de la podagre, il n'en est pas moins vrai que les Célestins, en favorisant la diurèse, produisent mieux qu'aucune de ses voisines l'élimination et la destruction de l'acide urique. La Grande-Grille, en activant les fonctions de la peau, est aussi d'un puissant secours. Quant aux doses, qu'il s'agisse de l'une ou de l'autre de ces sources, elles doivent être élevées si on veut obtenir un effet certain.

Dans la goutte aiguë, l'eau minérale en boisson suffit le plus ordinairement. Cependant, si le malade ressent de vagues douleurs articulaires, on pourra, sans inconvénient, recourir à la douche tempérée. Mais on évitera la balnéation, qui a le triste privilège de faire renaître les accès.

Malgré toutes ces précautions, il arrive que parfois un accès se déclare ; dans ce cas, la première condition à remplir, c'est de suspendre le traitement thermal jusqu'à ce qu'il soit entièrement terminé, et la seconde de n'intervenir que s'il menace de s'éterniser.

Dans la goutte chronique, le retour des accès n'étant pas à craindre, on pourra user largement des douches tièdes, chaudes ou même de vapeur, afin de remédier à la raideur articulaire ; on pourra même leur adjoindre le massage. Aujourd'hui la plupart de nos établissements thermaux sont pourvus de l'outillage et du personnel nécessaires pour ces différentes opérations.

Affections des voies urinaires. — Gravelle

On donne le nom de gravelle à des concrétions constituées, le plus habituellement, par de l'acide urique et siégeant dans les parties les plus élevées des voies urinaires. Il y en a trois espèces principales : la gravelle urique, oxalique et phosphatique ; la première est sans contredit la plus fréquente : on la rencontre dans les quatre cinquièmes des cas. Les accidents auxquels donnent lieu les unes et les autres, ont beaucoup d'analogie entre eux. Le plus commun et le plus pénible, est assurément la colique néphrétique.

Elle apparaît brusquement, surprend le malade au milieu de ses occupations ou de ses loisirs, et se traduit par des souffrances horribles, dépassant de beaucoup en intensité et en durée celles de la colique hépatique. Leur siège est la région lombaire, le flanc et l'aîne, en un mot toute la moitié de l'abdomen. La terminaison de l'accès s'annonce par l'expulsion d'un petit gravier rougeâtre ou jaunâtre, de grosseur variable, tantôt cylindrique, tantôt ovalaire, souvent muni d'aspérités, quelquefois mousse. Cette expulsion par le méat urinaire est suivie, dans quelques cas, d'une hématurie légère qui n'a pas de gravité.

La lithiase rénale est une manifestation de la diathèse urique ; elle apparaît vers l'âge moyen de la vie et frappe plutôt les hommes que les femmes. Le pronostic n'est pas grave ; toutefois, si elle est méconnue ou négligée, elle expose à des complications sérieuses, dont la plus ordinaire est la pyélo-néphrite. Son traitement est celui de la goutte. Comme pour cette dernière, il faut diminuer la production d'acide urique, faciliter sa destruction et son élimination.

Plusieurs agents de la matière médicale ont été préconisés pour obtenir ce résultat. Les plus anciens remontent au milieu du XVIIIe siècle. Lady Stephens employait une série de remèdes, dont le principe actif était la potasse. Les succès qu'elle obtint en Angleterre furent bientôt vulgarisés en France, et partout on ne parla plus que de sa méthode pour opérer sûrement la dissolution des concrétions rénales. Aujourd'hui elle est démodée ; elle est détrônée par les eaux minérales.

Ce n'est guère que vers 1837 que l'on découvrit l'action dissolvante des sources de Vichy sur les graviers urinaires. Depuis cette date de nouveaux essais ont été tentés, et toujours avec le même résultat ; de telle sorte qu'on peut avancer hardiment qu'elles constituent le meilleur agent curatif de la lithiase rénale.

Comment doit être ordonné le traitement thermal ?

La première condition à observer, c'est de prescrire une dose suffisante d'eau minérale pour amener l'urine à l'état neutre ou alcalin. On en prescrira donc quatre verres au moins par jour, à une ou deux heures d'intervalle ; on en prendra deux à la Grande-Grille ou à l'Hôpital et autant aux Célestins. Ici la balnéation n'offre pas les mêmes inconvénients que dans la goutte ; on pourra y avoir recours soit chaque jour, soit tous les deux jours seulement.

Les accès de colique néphrétique ne sont pas très fréquents à Vichy ; cependant c'est une éventualité qui peut se produire et contre laquelle il faut se tenir en garde. Si un accès se déclare, on suspendra la cure jusqu'à ce qu'il soit entièrement achevé, et on le traitera par les injections hypodermiques de chlorhydrate de morphine, les cataplasmes laudanisés, les bains prolongés.

La néphrite aiguë n'est pas justiciable des eaux de Vichy ; les néphrites chroniques, quelle que soit leur cause, sont au contraire tributaires de nos sources. Bien que leurs causes diffèrent, qu'elles n'aient pas une gravité égale., elles ont plusieurs symptômes communs : douleurs lombaires, présence de l'albumine dans l'urine, diminution du taux de l'urée et de l'excrétion urinaire. Voilà pour la première période. Dans la seconde, on observe des troubles divers, dont le plus constant est l'œdème des membres et de la face. Quant aux complications, elles sont si nombreuses que nous renonçons à les énumérer.

Dans toutes les catégories de néphrite, le traitement thermal est à peu près identique, bien que les résultats finaux diffèrent notablement, suivant la nature et l'étendue de la lésion. On prescrira la Grande-Grille et les Célestins à doses normales, les douches locales sur la région des reins ; les tièdes seront préférées, comme étant moins perturbatrices. Il est rare qu'à la fin de la saison les douleurs lombaires n'aient pas cessé ; quant à l'albumine, son élimination est généralement moindre. Cette diminution coïncide habituellement avec une plus grande abondance et une coloration plus jaunâtre de l'urine. Mais cette modification de l'excrétion urinaire ne suffit pas pour que le malade soit à l'abri de tout danger ultérieur, il est nécessaire que le chiffre de l'urée se rapproche notablement de la normale. C'est ce qui s produit sous l'influence du traitement thermal. Depui l'arrivée, l'urée tend à remonter chaque jour, et au dé part elle est éliminée en quantité à peu près normale

S'il y a œdème ou anasarque, la cure devra êtr moins énergique. Dans ce cas, on se contentera d traitement interne et on s'abstiendra de toute pratiqu extérieure. A cette période, la médication alcaline besoin d'être surveillée attentivement, car des impru dences pourraient être funestes.

La cystite chronique succède tantôt à la form aiguë, tantôt, au contraire, elle est primitive d'emblée Dans ce dernier cas, elle reconnaît le plus souven pour cause, soit une hypertrophie de la prostate, soi un calcul vésical.

Quelle que soit son origine, elle a une physionomi si tranchée, qu'il est impossible de la confondre ave une autre affection des voies urinaires. Trois signe principaux la différencieront : difficulté et fréquenc de la miction, expulsion de mucosités filantes.

Diminuer le nombre des mictions et débarrasser 1 vessie des dépôts qu'elle renferme, sont les deu indications à remplir. Vichy est susceptible de le satisfaire. Au moyen des bains chauds et prolongés on rend les envies d'uriner moins impérieuses, et e augmentant la sécrétion urinaire, on débarrasse pe à peu la vessie des dépôts qu'elle contient. Pou obtenir ce dernier résultat, on s'adressera aux diffé rentes sources froides des Célestins ; on se servir de préférence de la source du Parc s'il se trouve u obstacle sur le parcours de l'urèthre ou au niveau d col de la vessie ; on réservera au contraire les Céles tins aux cas de cystite chronique, succédant à 1 cystite aiguë.

Dans les catarrhes rebelles, ces moyens hydri tiques sont insuffisants ; il faudra recourir, san hésitation, aux lavages de la vessie.

Rhumatisme

Il n'y a pas de station balnéaire qui ait le monopole
du traitement du rhumatisme ; la composition chimique
d'une eau minérale n'ayant aucune signification thérapeutique dans cette maladie. Toutes les sources à
thermalité élevée peuvent, au même titre, procurer
du soulagement au rhumatisant, qu'elles soient sulfu-
reuses, chlorurées sodiques ou alcalines, tandis que
les eaux athermales sont constamment inefficaces.
Vichy étant richement doté de sources chaudes, lutte
avantageusement contre les autres stations de France
ou de l'étranger ; tous ceux qui souffrent de douleurs
musculaires et articulaires, d'hydarthrose, peuvent
s'y rendre ; ils en bénéficieront.

Le traitement consiste surtout en applications exté-
rieures : douches chaudes et même de vapeur ; on
leur adjoint le massage qui, exécuté avec habileté,
permet aux jointures de reprendre plus vite l'usage
complet de leurs mouvements. L'eau minérale en
boisson qui convient le mieux est, sans contestation,
celle de la Grande-Grille, parce qu'elle favorise la
sécrétion sudorale, mais son rôle est moins important
que celui de la douche.

Toutefois, avant de commencer la cure, il est bon
de s'assurer de l'état du cœur, car si ses valvules
fonctionnent mal, si ses orifices sont rétrécis, si le
myocarde est altéré, il y aura des précautions à
prendre pour ne pas être témoin d'accidents redoutables.

Obésité

L'obésité consiste dans un défaut de combustion
des substances grasses ; à ce titre, elle rentre dans le
cadre des maladies traitées avec succès à Vichy ; les
alcalins étant des médicaments oxydants par excellence. Les cures contre la polysarcie diffèrent notablement par leur longueur de celles qui sont consacrées

à d'autres états morbides. C'est à la Grande-Grille qu'on recourra dans tous les cas, et les doses à absorber ne seront jamais inférieures à cinq verres par jour ; comme accessoires, on prescrira l'hydro-thérapie. Sous cette double influence, le malade se dépouille vite de sa graisse, et cet amaigrissement ne fait que progresser après la cure.

IV

APPLICATIONS THÉRAPEUTIQUES

DES SOURCES DE VICHY

Dans ce chapitre, j'examinerai deux cas bien distincts : 1° les applications thérapeutiques des sources de Vichy à Vichy même ; 2° les applications thérapeutiques des sources de Vichy en dehors de Vichy.

Dans le premier cas, il y a trois types d'eaux minérales qui servent de base à tout traitement hydriatique : la *Grande-Grille*, 42° ; l'*Hôpital*, 34°5, et les *Célestins*, 16°. La **Source Mallat de Saint-Yorre,** ainsi que la source d'*Hauterive,* étant situées à quelque distance du centre de Vichy, ne peuvent, à cause de leur éloignement seulement, être utilisées dans le traitement à Vichy même ; j'en reparlerai quand j'examinerai le traitement hors de Vichy.

Dans le chapitre précédent, à propos de chaque maladie, j'ai dit à quelle source il fallait, de préférence, s'adresser. Je ne m'étendrai donc que très peu maintenant sur pareil sujet.

Qu'il me suffise de rappeler que pendant longtemps on a admis, en principe, et qu'on admet encore, mais d'une manière moins rigoureuse, que toutes les maladies de l'appareil gastro-intestinal doivent être envoyées à l'Hôpital ; les affections hépatiques à la Grande-Grille ; les maladies des voies urinaires et la goutte aux Célestins.

Aujourd'hui on est un peu moins systématique, et l'on voit fort bien les goutteux boire aux sources chaudes, et les malades atteints d'affection du foie fréquenter aussi bien l'Hôpital que la Grande-Grille.

Ce qu'il faut envisager surtout, à Vichy, c'est la question de digestion de l'eau minérale. Je connais tel malade qui ne peut pas digérer un quart de verre de la Grande-Grille, et qui boit sans aucune peine un grand verre d'eau de l'Hôpital. D'autres ne peuvent absorber que des eaux tièdes ou froides. Il ne peut donc pas y avoir de règles absolues, et les malades, après avis de leur médecin, pourront toujours être dirigés vers telle ou telle grande source, ou vers une source secondaire (Parc, Chomel, Mesdames, etc., etc.). Il faut noter aussi l'effet constipant, presque général, des eaux de Vichy bues à la source. On devra toujours, pendant le traitement, combattre cet état par des purgatifs salins : Solution laxative au lactate de soude (Pharmacie Mallat), eau purgative d'Hunyadi Janos, etc., etc.

Si à Vichy on doit recommander les sources chaudes, on doit les proscrire complètement pour un traitement à domicile. En effet, outre leur température native, elles perdent également une plus grande quantité de gaz carbonique, comme le prouve le tableau suivant :

DÉNOMINATION DE LA SOURCE	AUTEUR de l'analyse	CO_2 à la Source	CO_2 après transport	Perte par transport
Grande-Grille...........	Bouquet	4ᵍ418	3ᵍ925	0ᵍ493
Puits-Chomel...........	Id.	4.429	4.188	0.241
Hôpital.................	Id.	4.719	3.797	0.922
Lucas..................	Id.	5.348	4.361	0.987
Parc...................	Id.	5.071	4.602	0.469
Vesse	Id.	4.831	4.173	0.658
Source Mallat de Sᵗ-Yorre	(Analyse récente)	5.522	5.411	0.111
Célestins..............	Bouquet	5.499	5.354	0.145
Hauterive.............	Id.	5.640	5.113	0.527

Au reste, je ne saurais mieux faire comprendre l'importance qu'il y a à ne pas boire des eaux chaudes

transportées, qu'en citant textuellement les passages
suivants d'un remarquable travail sur les eaux de
Vichy, dont l'auteur, M. Timbal-Lagrave fils de Toulouse, ne peut être suspecté de partialité :

« Si l'on examine attentivement, dit-il, une eau de
« Vichy chaude exportée, Grande-Grille ou l'Hôpital,
« on remarque que la proportion de gaz a presque
« diminué de moitié, que l'eau est devenue opaque,
« en un mot, qu'il s'est produit une modification pro-
« fonde dans la manière d'être de l'eau minérale.
« Sous l'influence de cette perte de gaz, que s'est-il
« passé ? Est-ce une dissociation des éléments consti-
« tutifs de l'eau ? Dans tous les cas, l'eau a perdu en
« grande partie sa valeur médicale et ne représente
« plus les éléments de l'analyse au griffon.

. . . .

« Il est donc toujours possible, à Vichy même, de
« trouver dans cette diversité de température de quoi
« satisfaire, au point de vue de la digestion, les esto-
« macs les plus délicats. Mais il n'en est pas ainsi
« loin de l'émergence des sources. Les eaux chaudes
« embouteillées et exportées ont perdu, outre *la vie*
« dont je parlais au commencement de ce travail,
« leur température *native*. Ne croyez pas qu'il soit
« possible de leur rendre cette chaleur particulière
« qu'elles ont à la fontaine même et qui compte pour
« beaucoup dans la clinique de Vichy. Les eaux de la
« *Grande-Grille* ou de l'*Hôpital*, ramenées en dehors
« de Vichy à leur température d'émergence, ne sont
« plus les vraies eaux de ces sources ; elles n'en ont
« ni le goût, ni le moelleux, ni la saveur, ni l'action.
« Elles sont absolument identiques à de l'eau des
« Célestins réchauffée à 36° ou à 40°. Donc, point de
« doute à avoir. Loin de Vichy, on ne doit boire que
« des eaux froides. L'on devra choisir la plus limpide
« et celle qui jaillit à la plus basse température. »

Et enfin :

« L'eau de la **Source Mallat** est donc alcaline,
« dans toute l'acception du mot, et se distingue de

« toutes les autres par sa limpidité et la grande quan-
« tité d'acide carbonique qu'elle contient.

« *On peut retourner dans tous les sens les bou-*
« *teilles contenant cette eau, jamais aucun dépôt*
« *marneux vient en troubler la transparence.*

« L'eau de la **Source Mallat** répond admirable-
« ment à tous les besoins médicaux. »

Ces considérations me dispensent de dire que toutes
les affections tributaires des eaux de Vichy peuvent
être traitées, à domicile, par l'eau de la **Source
Mallat;** il n'y a pas, loin des sources, une application
thérapeutique particulière à chacune d'elles.

V

DU VICHY CHEZ SOI

Personne ne peut nier que les eaux de Vichy ont une action bienfaisante incontestable et qu'elles permettent aux malades, après le traitement à la station, de retrouver *chez eux* les bons effets qu'ils en ont retirés.

Il ne faut certes pas que les malades croient que Vichy guérisse radicalement les affections qu'ils y viennent soigner.

Il serait fort blâmable, en effet, le diabétique qui cesserait tout traitement, tout régime, parce qu'il a fait une cure auprès de nos thermes ; et ce que je dis du diabétique, peut s'appliquer en général à tous les genres d'affections traitées par les eaux alcalines. Le traitement doit être repris, continué *chez soi* pendant une partie de l'année.

Un exemple entre mille :

Un diabétique vient à Vichy avec 60 grammes de glycose par vingt-quatre heures. Grâce au régime suivi et au traitement alcalin, après vingt et un jours ce malade n'urine plus que 20 grammes de glycose par vingt-quatre heures. Le résultat est superbe, le malade a repris des forces, son poids a augmenté, il se trouve bien mieux à tous les points de vue. Que ce malade, rentré chez lui, abandonne son régime, il ira de mal en pis, il s'affaiblira, et l'année suivante, à son retour dans nos thermes, ses urines examinées contiendront 120 grammes de sucre. Si, au contraire, tout en observant un régime moins sévère, il boit vingt jours par mois, *chez lui,* de l'eau minérale naturelle, les 20 grammes de sucre qu'il avait après le traitement fait à Vichy, n'augmenteront pas, et peut-être, disparaîtront entièrement. L'année suivante il reviendra avec peu ou pas de glycose.

Cet exemple peut se répéter pour les affections de l'estomac, la goutte, la gravelle, le foie surtout, etc.

La grosse question qui se pose aujourd'hui est celle de savoir quelles sont, parmi ces eaux, celle qu'il convient le mieux de consommer en dehors de Vichy.

Boira-t-on les eaux chaudes de la Grande-Grille ou de l'Hôpital, ou bien au contraire fera-t-on usage des eaux froides ?

Je dirai tout de suite qu'il est loin de ma pensée d'assimiler les eaux bues sur place aux eaux bues *chez soi.* Quelle que soit l'eau à laquelle on s'adresse, il y manque, en dehors de Vichy, ce quelque chose de particulier, qu'on a justement appelé la *Vie des Eaux minérales* et qui leur donne, à la source même, une action bien plus puissante que lorsqu'on les boit *mortes.* Cette *vie* est-elle due au micrococque découvert par M. Chantemesse dans les aux de la Grande-Grille et du puits Chomel, micrococque qu'on retrouve dans toutes nos sources thermales ? La bactériologie le démontrera peut-être bientôt. Quoi qu'il en soit, même lorsqu'elles sont mortes, nos eaux ont encore une action importante, et nous pourrions citer nombre d'observations qui prouveraient la valeur thérapeutique de ce médicament si actif et si répandu dans le monde entier.

Mais on comprend de reste que si les eaux de Vichy, en général, perdent toutes, par le transport, un principe certain non déterminé ; si elles *meurent,* en un mot, lorsqu'on les embouteille, les *eaux chaudes* perdent en même temps leur température native, qui est une grande chose dans leur action. Qu'on n'aille pas croire qu'il est possible de rendre à ces eaux le calorique qui leur manque. Cette température de l'*Hôpital* et de la *Grande-Grille* ne se peut retrouver en dehors de Vichy, et je ne crains pas d'affirmer qu'en les faisant réchauffer on leur enlève encore de leur activité.

Au reste, dans une brochure publiée en 1884, M. le docteur Audhoui, médecin des Hôpitaux de Paris, est absolument affirmatif sur ce point : « Le commerçant, « dit-il, inscrit sur des bouteilles : « Eau de la Grande-« Grille, eau de l'Hôpital ; » et le médecin déclare que « de l'eau refroidie n'est plus de la Grande-Grille ni « de l'Hôpital. Qu'est-ce qui spécifie, en effet, ces « eaux parmi celles de Vichy ? Apparemment la tem-« pérature ; et si vous venez à abolir cette circonstance « physique essentielle, que restera-t-il dans vos « bouteilles ? Une eau que rien ne caractérise, que « rien ne distingue, qui n'est plus de l'eau chaude, « qui n'est pas de l'eau froide, qui a cessé d'être « naturelle et que vous pouvez jeter au ruisseau. »

Donc plus de doute possible. Loin de Vichy, on ne doit boire que des eaux minérales froides. C'est là l'opinion du corps médical tout entier, et en particulier celle du même M. Audhoui, qui l'a nettement formulée en ces termes : « L'action médicinale des eaux de « Vichy est une et la même dans toutes les sources.

« Ne prescrivez jamais, hors de Vichy, les eaux de « la *Grande-Grille* et de l'*Hôpital,* car ces eaux étant « chaudes, ne sont pas transportables et ne peuvent « être bues avec fruit lorsqu'elles ont perdu leur « température native. Il faut les boire à Vichy même, « à la fontaine : c'est une règle qui ne souffre aucune « exception.

« Loin de Vichy vous ne devez administrer que des « eaux froides ; j'entends les eaux vraiment froides, « celles des Célestins, celles d'Hauterive, de **Saint-« Yorre,** les seules, qu'il soit raisonnable d'exporter « et *de faire prendre aux malades chez eux,* en atten-« dant la saison propice. »

M. le docteur Durand-Fardel, dont la compétence en cette matière n'est pas contestable, partage égale-

ment cet avis : « Quand il s'agit des eaux de Vichy
« transportées, a-t-il écrit quelque part, il n'y a plus
« à s'occuper des corrélations qui peuvent exister
« entre certaines sources et certains appareils orga-
« niques. Il n'y a dès lors à considérer que leur apti-.
« tude respective, à conserver au plus haut degré
« possible les appropriations communes aux eaux de
« cette station, ce qui, comme l'expérience nous
« l'apprend, *appartient essentiellement aux sources*
« *froides.* »

Cette opinion, qui est la vraie, la bonne, se répand
dans le monde scientifique et donne déjà des résultats.

C'est certainement à elle qu'est due la vogue méritée
qui fait demander par tous les malades, en dehors de
Vichy, l'eau de la **Source Mallat de Saint-
Yorre.** Sa basse température (12°), sa limpidité
remarquable, son embouteillage fait de telle façon que
pas une bulle de gaz ne soit perdue, la place au premier
rang parmi les eaux transportables.

Du reste, le tableau suivant :

Température de la **Source Mallat de St-Yorre**	12°
— — d'Hauterive.........	15°
— — des Célestins..........	16°

prouve, sans plus de détails, que des trois sources
recommandées par M. le docteur Audhoui, dans le
passage que j'ai cité plus haut, celle de Vichy-Saint-
Yorre (**Source Mallat**), est la plus propre à la
conservation et, par ce fait, doit être exclusivement
bue en dehors de Vichy.

On expédie actuellement, de la gare de Saint-
Yorre, plus de 500,000 bouteilles d'eau de la **Source
Mallat.** Cette vente, déjà considérable, démontre
sans aucun doute la qualité de l'eau.

J'ajouterai que, grâce à des idées toutes nouvelles
que j'ai apportées dans l'exploitation des sources
minérales, l'eau de la **Source Mallat de St-Yorre**,
tout en étant la meilleure, est aussi celle qui se vend
le *meilleur marché* de toutes celles du bassin de Vichy.

VI

DES BAINS ET DE L'HYDROTHÉRAPIE A VICHY

Il n'y a pas très longtemps que les bains minéraux jouaient encore le plus grand rôle dans le traitement de Vichy. Pas un seul baigneur ne quittait la station sans avoir pris, au minimum, ses vingt et un bains.

Cette façon de faire n'existe plus aujourd'hui. On a reconnu que dans bien des cas, loin de rendre des services aux malades, l'usage des bains minéraux leur était absolument nuisible. D'abord nous vivons dans le siècle du nervosisme, puis la plupart des gens qui viennent se soigner à Vichy, sont plus ou moins débilités. Or, le bain, comme on le sait, n'est pas précisément fait pour tonifier, bien au contraire ; et cependant l'ingestion de l'eau de Vichy exige des malades une certaine énergie, une certaine force, pour supporter son action, incontestablement puissante.

Telle est la principale cause qui a fait abandonner le bain par le plus grand nombre. Cependant on ne peut nier son efficacité dans certains cas ; il serait dangereux de le proscrire chez tous les sujets indistinctement.

Par contre, si le bain perd du terrain en thérapeutique hydriatique, l'hydrothérapie en gagne considérablement. Associée au traitement de Vichy, l'hydrothérapie bien maniée donne d'excellents résultats ; elle est recommandée dans une foule d'affections les plus diverses. J'ai dit, du reste, dans le chapitre des *Maladies tributaires des eaux de Vichy*, les indications et les contre-indications des bains minéraux et de l'hydrothérapie dans chaque cas particulier. Je n'insisterai donc pas sur ce sujet.

Il est bon, cependant, de faire remarquer que l'hydrothérapie est d'une application difficile. Ce genre de traitement exige certaines précautions, car l'on sait que la même douche ne convient pas à tout le monde. Il faut varier, en effet, suivant le sujet : 1º le mode d'application ; 2º la durée de la douche ; 3º la température de l'eau. Il ne faudrait pas non plus que la même douche fut donnée au nerveux et au lymphatique ; à l'anémique et au sanguin.

Ce sont ces considérations qui me font un devoir de dire, aux malades qui viennent à Vichy, de se garder de l'empirisme, et de ne se confier pour faire de l'hydrothérapie, qu'à un médecin expérimenté qui, par son savoir, les mettra à l'abri du danger et contribuera, pour une grande part, à l'amélioration de leur santé.

ANALYSE DES URINES

Beaucoup de mes clients m'ont souvent demandé, en quittant Vichy, de leur apprendre à analyser qualitativement leurs urines. Dans les lignes qui vont suivre, j'indiquerai, le plus clairement possible, les procédés de recherche que peuvent pratiquer les malades eux-mêmes sur leurs liquides.

Propriétés physiques

Quantité normale d'urine en vingt-quatre heures : De 800 à 1,500 grammes.

Limpidité : La limpidité d'une urine normale doit être parfaite. Elle ne doit pas déposer par le repos et le refroidissement.

Réaction : La réaction normale de l'urine est acide. Souvent, par le traitement de Vichy, elle devient alcaline ; il faut s'en féliciter, car généralement c'est un effet cherché. La réaction se reconnaît au moyen de papier de tournesol.

Densité : La densité se prend avec l'uromètre de Salleron. L'urine normale a une densité qui oscille de 1014 à 1028.

Recherche du sucre

Par la potasse caustique : Prendre un tube à essai, le remplir d'urine aux trois quarts ; y ajouter et faire dissoudre, en agitant, deux pastilles de potasse caustique. Chauffer à la lampe à alcool la partie supérieure seulement. S'il y a du sucre dans l'urine, la partie chauffée prend une teinte jaune très foncée, qui passe au brun si la proportion est considérable. On peut, en comparant avec le liquide non chauffé, voir très nettement la différence des teintes.

Par la liqueur de Fehling : On chauffe, dans un tube à expérience, quelques centimètres cubes de liqueur de Fehling ; on ajoute, goutte à goutte, de l'urine. On chauffe de nouveau. Si la liqueur bleue se décolore, c'est-à-dire si le liquide devient rouge, il y a du sucre dans l'urine.

Souvent cette réaction n'est pas nette, surtout lorsqu'on a à rechercher de très petites quantités de glycose. Alors il faut opérer de la manière suivante :

On prend 50 centimètres cubes d'urine, auxquels on ajoute 10 centimètres cubes d'extrait de Saturne. On filtre et on reçoit le liquide filtré dans un tube à essai. On ajoute, goutte à goutte, de la liqueur de Fehling, jusqu'à ce que le précipité qui se forme soit dissous par un excès de réactif ; on chauffe la partie supérieure du liquide. S'il y a du glycose, le liquide devient jaune d'abord, et la réduction s'accentue de plus en plus par le refroidissement. Si le liquide reste bleu, même après refroidissement, il n'y a pas trace de sucre.

Recherche de l'albumine

Par la chaleur : Remplir un tube à essai, aux trois quarts, d'urine. Porter la partie supérieure du liquide à l'ébullition. S'il ne se forme aucun précipité, il n'y a pas d'albumine. S'il y a un précipité, ajouter deux gouttes d'acide acétique ordinaire. Si le précipité se dissous, il tenait à des phosphates qui étaient en excès dans l'urine. S'il ne se dissout pas, il y a présence d'albumine.

Ce procédé peut quelquefois être difficilement applicable, en prenant l'urine telle qu'elle est émise. Je conseille, pour être sûr de faire une bonne recherche, de saturer l'urine par un excès de sulfate de soude, filtrer et rechercher comme je viens de le dire.

Par l'acide nitrique : A quelques centimètres cubes d'urine, ajouter quelques gouttes d'acide nitrique. S'il y a albumine, il se forme un précipité. Si le liquide reste clair, il n'y a pas trace d'albumine.

Recherche des pigments biliaires

Réaction Gmelin : Dans un verre à expérience, mettre de l'acide azotique contenant des vapeurs nitreuses. Faire couler le long de la paroi du verre l'urine à essayer, de façon qu'elle reste à la surface de l'acide. Après quelques instants, on voit se former de haut en bas des couches colorées en *vert, bleu, violet, rouge, jaune.* Puis ces couches disparaissent et le liquide devient jaune. Si cette réaction donne un résultat négatif, on peut affirmer qu'il n'y a pas de pigments biliaires dans l'urine.

Recherche du sulfocyanure

Ce corps a été découvert dans les urines des diabétiques maigres par MM. Cornillon et Mallat. Ajouter à de l'urine, quelques gouttes de perchlorure de fer. S'il y a du sulfocyanure, le liquide devient rouge foncé.

Dépôt des urines

Acide urique : Sable rouge très fin, qui se dépose au fond du vase. C'est lui qui constitue la *gravelle urique.*

Urates : Quelquefois les urines forment un dépôt assez considérable, connu sous le nom de *sédiment briqueté,* et constitué par différents urates. Pour être certain que ce sédiment ne contient pas d'autres

matières que des urates, le délayer dans le liquide,
que l'on chauffe dans un tube à essai. S'il n'est composé que d'urates, le dépôt se dissout et disparait;
s'il reste un louche et que l'urine ne soit pas albumi-
neuse, il peut se faire que cela tienne à du pus ou
autres matières à déterminer.

Dosages

Pour les dosages (urée, acide urique, phosphate,
chlorures, sucre, albumine, etc., etc.) et les analyses
de calculs, s'adresser au laboratoire d'Analyses de la
Pharmacie Mallat, place de l'Hôpital. A. MALLAT,
pharmacien de 1ʳᵉ classe, ancien interne des Hôpitaux
de Paris, Directeur.

VIII

CONSIDÉRATIONS SUR LA PROVENANCE

DES

SOURCES FROIDES DU BASSIN DE VICHY

Lorsque l'on examine la plupart des sources froides du bassin de Vichy, on est frappé de la similitude approximative des chiffres principaux. Les différences qui existent entre les différentes analyses de ces sources proviennent, cela est certain, d'erreurs analytiques et non de compositions variées. La facilité d'obtenir de l'eau minérale en plusieurs points du bassin et un examen attentif des couches géologiques, rend compte facilement de cette unicité de l'eau minérale froide de Vichy.

Pendant le forage de la **Source Mallat** de **Saint-Yorre**, que j'ai fait exécuter en 1882, dans un terrain d'alluvion, j'ai relevé la couche géologique suivante :

LETTRES D'ORDRE	DÉSIGNATION DES TERRAINS	ÉPAISSEUR	PROFONDEUR
A	Terre arable..........................	2ᵐ50	2ᵐ50
B	Sable fin.............................	1.80	4.30
C	Gravier roulé de l'Allier.............	1.60	5.90
D	Gravier rouge........................	0.40	6.30
E	Graviers (alluvions anciennes de l'Allier)..	3 »	7.30
F	Argile...............................	0.90	10.20
G	Grès résistant........................	0.30	10.50
H	Marne grise feuilletée................	7.50	18.00
I	Sable mélangé d'argile constituant le gisement de la nappe minérale......	»	»

Je crois, d'après mes observations personnelles, que toutes les eaux froides qui émergent dans les terrains d'alluvion des rives de l'Allier, proviennent d'une même nappe d'eau, située à des profondeurs différentes, mais se trouvant partout dans la couche de sable quartzeux, mélangé d'argile, qui succède immédiatement à une couche supérieure de marne grise feuilletée. A Hauterive, cette couche de sable a été trouvée avec l'eau minérale à 27 mètres de profondeur. M. Voisin affirme même qu'il semble que là il n'y a qu'une seule nappe d'eau minérale ; à Cusset, on a retrouvé la même couche et la même eau à 33^{m}25 et à 90^{m}21.

La **Source Mallat de Saint-Yorre** provient d'un sable argileux situé à 18 mètres au-dessous du sol ; bien d'autres, que je pourrais encore citer, viendraient appuyer ma théorie.

On peut ainsi facilement expliquer, en admettant mes idées, la présence de bouillonnements minéraux en différents points du bassin (Abrest, Saint-Yorre, Hauterive, etc., etc.).

Qu'il se fasse une cassure, ou simplement une fissure dans la couche de marne grise feuilletée qui emprisonne l'eau minérale, celle-ci, poussée par la force ascensionnelle de son gaz, traversera cette marne et arrivera dans les terrains d'alluvion (gravier et sable), au travers desquels elle se fera facilement une voie pour venir sourdre à la surface des terres et constituer une source naturelle. De là, il est facile de conclure qu'un captage pratiqué au-dessus de la marne grise ne peut, dans aucun cas, empêcher les infiltrations d'eau douce ; par contre, une source dont le tuyau ascensionnel ira jusqu'à la nappe elle-même, comme cela a lieu pour la **Source Mallat**, ne risquera jamais d'être mélangée aux eaux filtrantes.

Les considérations qui précèdent, me dispensent de dire que je suis de l'école qui ne voit de différence, entre toutes les eaux du bassin de Vichy, que dans les températures chaudes, tièdes, sans fraîcheur ou froides.

DES PRODUITS DE VICHY

SELS ET PASTILLES DE VICHY

Sous ce nom on range :

1° Les sels extraits des eaux qui, selon leur degré de pureté, peuvent être employés pour boisson ou pour bain ;

2° Les pastilles préparées avec ces sels.

Je ne saurais recommander de faire soi-même son eau minérale avec des sels. Il est bien évident que pour les extraire, il faut évaporer l'eau ; on fait donc intervenir un agent, la chaleur, qui chasse l'acide carbonique et qui doit certainement modifier quelque chose dans leur composition ; pour s'en convaincre, il suffit de boire de l'eau minérale naturelle et de l'eau fabriquée avec les sels.

La différence est sensible.

Je ne saurais en dire autant de l'emploi des sels pour bain.

Un rouleau de sels dissous dans 200 litres d'eau tiède, donne un bain qui peut sensiblement remplacer un bain thermo-minéral. Si l'on veut un bain demi-minéral, n'employer que le demi-rouleau.

Tout le monde connait les pastilles de Vichy, dont la formule, donnée en 1822 par Darcet, est inscrite au *Codex*. Digestives, stomachiques, antigastralgiques, elles sont malheureusement trop répandues aujourd'hui, car, vendues par tout le monde, leur fabrication a été quelque peu négligée.

Beaucoup de gens croient que la Compagnie fermière des eaux de Vichy a le monopole de la fabrication et de la vente de ces pastilles. C'est là une erreur qu'il convient de signaler.

Les pastilles de la Compagnie fermière sont fabriquées dans son laboratoire par des ouvriers qui exécutent machinalement un travail qu'ils ont vu faire par ceux qui les ont précédés. Il importe de dire que cette fabrication n'est soumise à aucun contrôle et que le Commissaire du Gouvernement n'a aucune surveillance à exercer sur la préparation des produits de Vichy par les fermiers de l'Etat.

La loi veut que seuls les pharmaciens aient le droit de vendre les pastilles de Vichy au détail, c'est donc illégalement que la Compagnie fermière les vend, dans un kiosque, près l'Etablissement. Les arrêts récents de la cour de Cassation et de la cour d'Orléans, ne laissent aucun doute à cet égard.

En se servant du fallacieux contrôle de l'Etat, la Compagnie fermière a vendu, jusqu'à ce jour, ses produits de Vichy un prix exorbitant.

Je puis livrer au public d'aussi bonnes pastilles et des sels aussi purs que ceux des fermiers de l'Etat, à des prix bien moins élevés. J'ajouterai que les malades trouveront chez moi la garantie de mon titre de pharmacien de 1re classe.

Mes pastilles sont préparées dans un laboratoire spécial, elles sont octogones ; sur une face on lit les mots *Vichy* et le nom de l'arôme, sur l'autre : *Mallat-Vichy-Saint-Yorre.*

Elles sont aromatisées à la *menthe*, au *citron*, à la *vanille*, à l'*anis*, à la *fleur d'oranger.* Elles existent aussi sans arôme.

PRIX - COURANT DES PRODUITS DE VICHY

Pharmacie MALLAT

PLACE DE L'HOPITAL, VICHY

Pastilles digestives aux Sels de Vichy : **3** francs les 500 gr. ; **1** fr. **50** les 250 gr.

Pastilles digestives aux Sels de Vichy, en boîtes de poches : la grande boîte, **1** fr. ; la petite boîte, **60** c.

Exiger sur un côté des Pastilles le mot *Vichy* et le *nom de l'arôme*, et sur l'autre *Mallat-Vichy-Saint-Yorre.*

Sels naturels de Vichy pour boissons, la boîte de 50 paquets : **4** fr.

Pour faire de l'eau artificielle de Vichy, faire dissoudre un *paquet bleu* de ce sel dans un litre d'eau ordinaire.

Sels naturels de Vichy pour boissons, le flacon en verre blanc : **2** fr.

Pour faire de l'eau artificielle de Vichy, faire dissoudre une cuillerée à bouche de ce sel dans un litre d'eau ordinaire.

Sels de Vichy pour bains, le rouleau : **1** fr.

Solution antirhumatismale de Vichy (Spécifique du rhumatisme et de la goutte), le flacon : **2** fr. **50**.

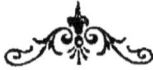

RENSEIGNEMENTS

DIVERS

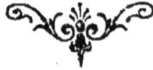

RENSEIGNEMENTS DIVERS

Tableau des Médecins consultants à Vichy

MM.

WILLEMIN, médecin inspecteur-adjoint (O. ✿), boulevard National.

CORNILLON, médecin inspecteur-adjoint, avenue de la Gare, près l'Église Saint-Louis.

CYR, médecin inspecteur-adjoint, rue Prunelle, 1.

AUDHOUI, Maisons Anglaises, 4, rue Alquié.

AURILLAC, ✿ maison Collas-Vallery, place Rosalie.

BIERNAWSKI, villa de Varsovie, rue Lucas.

BIGNON, chalet des Roses, boulevard National.

BLANCHET, 10, rue de la Compagnie.

BUFFART, rue de Paris.

CARLES, villa Henri.

CAROLUS DE LA SALZÈDE, boulevard des Célestins.

CHAMPAGNAT, place de l'Hôtel-de-Ville.

CHARNAUX, Maisons Anglaises, 7, rue Alquié.

CHOPARD, rue de Nîmes.

COHADON Gabriel, villa Albert, avenue des Cygnes.

COIGNARD ✿, châlet Turenne, rue Alquié.

COLLONGUES, Maisons Anglaises, rue Alquié, 2.

CORMACK Ch., villa de Faubert, rue Alquié.

DUFOURT, villa Strauss, rue Strauss.

DURAND-FARDEL ✿, en face la source du Parc.

DUROSIER, Villa des Marronniers, rue de Nîmes, 138.

FOURNIER Hilaire, Maisons Anglaises, 6, rue Alquié.

FRÉMONT, rue de Nîmes, 38.

GLÉNARD, ancien chalet Prin, avenue Victoria, 33.

GRELLETY, rue Prunelle, 4.

HALBRON ✿, villa Félix, 8, rue Alquié.

JACQUEMART, villa Faust, rue Lucas.

JARDET, villa St-Denis, boulevard National.

LALAUBIE (H. de) ✿, chalet Clermont-Tonnerre, boulevard National.

LEJEUNE, rue de l'Etablissement.

LUGAGNE, rue Sornin-Gagnière.

MERLE, place Rosalie.

MILLET-LACOMBE, rue de Nîmes, 18

MOROT, place de l'Hôtel-de-Ville.

NAVAULT, rue Lucas, 24.

NICOLAS fils, médecin-adj^t de l'hôpital civil, rue de Nîmes.

NIVIÈRE Gilbert, de la Faculté de Médecine de Paris.

PASSAQUAY, angle rue Montaret et rue Cunin-Gridaine.

PEYRAUD H., châlet des Thermes, rue du Pontillard.

PUISTIENNE (Léonce), rue de Nimes.

PUPIER Z., villa Strauss, en face le kiosque de musique.

RÉGNIER A., place Rosalie, maison et Passage Sandrier.

ROUX, avenue de la gare.

SÉNAC, rue du Parc, en face le kiosque de la musique.

SOULIGOUX ✿, boulevard National, villa Thérapia.

THERRE, rue du Pont, maison Régnier.

VEILLON ✿, rue Lucas, maison Rambert,

VERSEPUY, rue de Ballore.

Pharmaciens

La Pharmacie Mallat, place de l'Hôpital, est dirigée par M. A. MALLAT, pharmacien de 1re classe, ancien interne des Hôpitaux de Paris, administrateur-gérant du journal les *Annales de Médecine thermale.*

S'y adresser pour les analyses médicales et scientifiques (Urine, calculs, liquides pathologiques, analyses agricoles, etc., etc.).

Vente des produits de Vichy. Véritables pastilles aux sels de Vichy (tous les arômes); sels de Vichy pour bains et boissons ; solution antirhumatismale de Vichy ; solution laxative au lactate de soude ; pain de gluten, etc., etc.

Vente de toutes les spécialités françaises et étrangères.

Avant leur départ, les étrangers doivent se rendre

à la Pharmacie Mallat, pour y commander l'eau minérale de Vichy-Saint-Yorre, **Source Mallat**, — la
seule vraiment transportable et la meilleure marché
de toutes celles du bassin, — qui leur permettra de
continuer et d'achever chez eux le traitement de
Vichy.

Sages-Femmes

Mmes

NITTEL, rue de Nismes.
MOREAU, rue du Marché.
GEORGES, rue de Paris.

Chirurgiens-Dentistes

MM.

CERF, place Rosalie.
POTHIER, rue Burnol.
STEINER, rue de Nismes.

Massage

BARBERI, rue de Nismes.

Bibliothèque des Sciences médicales

La Bibliothèque des Sciences médicales a été fondée
par une Société, dont les statuts ont été approuvés
par l'autorité préfectorale le 14 mai 1884. Cette
Société a été formée, à l'origine, par vingt-deux
médecins exerçant à Vichy, liés entre eux par des
sentiments d'amitié ou d'estime réciproques.

La Bibliothèque comprend des ouvrages traitant
des sciences médicales et des sciences accessoires,
mais elle se compose surtout de livres d'hydrologie
et, en particulier, des travaux publiés sur Vichy..

La Bibliothèque est ouverte du 1er juin au 1er octobre,
excepté les dimanches et fêtes :

1º Aux membres sociétaires, qui seuls ont le droit d'emporter à domicile les livres de la Bibliothèque. Exception est faite pour les journaux de médecine non encore remis en volume ;

2º A Messieurs les médecins ou étudiants en médecine, de passage ou en traitement à Vichy. Ils sont admis à l'usage sur place des livres et des journaux de médecine : la seule formalité requise est l'obtention d'une carte d'entrée permanente, signée par l'un des sociétaires ;

3º A Messieurs les médecins militaires attachés à l'hôpital thermal de Vichy. Il leur est délivré, sur leur demande, une carte d'admission ;

4º A Messieurs les médecins nouveaux venus à Vichy, et qui auront demandé leur admission dans la Société ; admission qui ne peut être prononcée qu'après une période de deux années de stage.

Pour les médecins de cette catégorie, les cartes d'admission doivent être renouvelées tous les ans, et ne peuvent être délivrées que par le comité d'administration.

La Société de la Bibliothèque se réunit au commencement et à la fin de la saison thermale. Ces deux réunions sont obligatoires pour tous les membres.

Mais il y a, en outre, des réunions facultatives, au nombre de sept. Ces réunions facultatives, qui ont lieu le soir, sont employées à des communications et à des discussions médicales. Inaugurées en 1886, ces séances médicales paraissent être appelées à un grand succès.

Les membres paient, chaque année, une cotisation fixée jusqu'à présent à 20 francs. Cette cotisation est doublée la première année de l'entrée à la Société.

Pour être sociétaire, il faut être docteur en médecine, avoir exercé pendant deux années au moins à Vichy, et obtenir au scrutin secret les trois quarts au moins des voix des membres de la Société ; les membres empêchés d'assister à la séance doivent, en pareil cas, faire parvenir sous enveloppe cachetée et signée extérieurement, leur vote plié en quatre.

La Bibliothèque est administrée par un comité de trois membres, par un bibliothécaire archiviste et par un secrétaire-trésorier. Tous ces membres sont nommés pour trois années et sont rééligibles. Le président des séances est choisi au commencement de chaque séance.

Société d'Hygiène de Vichy

Créée en 1884, grâce à l'initiative de MM. Bretet, Cornillon et Mallat, cette Société doit se réunir mensuellement dans une des salles de la Mairie de Vichy. Elle publie un Bulletin de ses travaux, où sont insérées les communications scientifiques faites par les sociétaires et les résolutions adoptées.

Mairie

Place de l'Hôtel-de-Ville ; ouverte de neuf heures du matin à cinq heures du soir. Bibliothèque à l'état rudimentaire.

Commissariat de police

A la Mairie. Entrée : vis-à-vis le bureau des Postes et Télégraphes.

Gendarmerie

Brigade à pied. La caserne se trouve rue de Paris, à peu de distance de la Gare.

Cultes

Catholique : Eglise Saint-Louis, rue de Nismes.
   —   Eglise Saint-Blaise, place de l'Eglise (Vieux Vichy).

Catholique : Chapelle de l'Hôpital. Au nouvel Hôpital.
— Chapelle des Franciscaines. Rue de la Chaume.

Protestant : Temple. Place du Marché (Service du 1er juin au 1er septembre).

Israélite : Oratoire. Boulevard de l'Hôtel-de-Ville.

Postes et Télégraphes

Place de l'Hôtel-de-Ville, vis-à-vis l'entrée du bureau de police.

Les guichets sont ouverts de sept heures du matin à neuf heures du soir pour la poste, et jusqu'à onze heures pour le télégraphe.

HEURES DES DISTRIBUTIONS

Première, à sept heures du matin.
Deuxième, à onze heures et demie.
Troisième, à six heures du soir.

BOITES SUPPLÉMENTAIRES

Aux Célestins, à l'Etablissement thermal (galerie des Sources), à la librairie Bougarel, à la Gare, rue du Marché, à la source Lardy, à la Gendarmerie, au Château-d'Eau, place Croix-de-la-Mission, à l'Hôpital militaire, au Casino et dans les Hôtels principaux.

TAXE DES LETTRES POUR LA FRANCE

Pour les lettres du poids de 15 grammes............ » 15
— — de 15 à 30 grammes...... » 30
— — de 30 à 45 grammes...... » 45

Et ainsi de suite, en ajoutant 15 cent. par 15 grammes ou fraction de 15 grammes.

HEURES DE LEVÉES DES BOITES

HEURES DES LEVÉES	DÉSIGNATION DES ROUTES
Boîtes de ville 7 h. 25 m. au bureau 8 h. 25	Toutes les Directions, France et Etranger.
Boîtes de ville Midi au bureau 1 h. 45	Clermont-Ferrand — Dijon — Lapalisse — Ligne de Montluçon à Paris — Moulins — Nevers — Saint-Gerand-le-Puy — Saint-Pourçain — Varennes — Lyon — Ligne de Lyon à Marseille — Ligne de Paris à Moulins — Roanne — Saint-Etienne — Saint-Germain-des-Fossés.
Au bureau seulement 4 h. 25	Busset — Chateldon — Cusset — Puy-Guillaume — Thiers.
Au bureau seulement 7 h. 15	Ligne de Gannat à Périgueux.
Boîtes de ville 7 h. au bureau 9 h.	France et Etranger.

TAXE DES LETTRES ORDINAIRES ENTRE LA FRANCE ET L'ÉTRANGER

(Lettre par 15 grammes)

Allemagne F D (1) ..	» 25		Italie F D..........	» 25
Autriche F D........	» 25		Pays-Bas F D.......	» 25
Belgique F D........	» 25		Portugal F D........	» 25
Danemark F D......	» 25		Russie F D.........	» 25
Espagne F D........	» 25		Suède F D..........	» 25
Etats-Unis, Amérique du Nord, paquebots directs O P......	» 25		Suisse F D..........	» 25
			Turquie d'Europe et d'Asie F D........	» 25
Grande-Bretagne F D y compris Malte...	» 25		Egypte F D.........	» 25

(1) F D signifie franco-destination ; O P signifie obligatoire jusqu'au port d'embarquement.

TARIF DES TÉLÉGRAMMES POUR LA FRANCE

Dépêches pour tous départements.......... » 05 le mot
— pour l'Algérie................. » 10 —
— pour la Corse.................. » 05 —
Prix minimum d'une dépêche............. » 50 cent.

Notaire

Me DUBOST, licencié en droit, rue de Paris.

Banque et Change de Monnaies

Banque de Vichy, H. COLOMBIER et PÉTILLIAT. — Escompte et recouvrements. — Change de monnaies étrangères. — Encaissement de chèques et de lettres de crédit circulaires. — English spoken. — Caisse ouverte : à Vichy, de neuf heures à onze heures, place Rosalie ; à Cusset, de midi à quatre heures, route de Vichy, près la Brasserie.

Claudius BONNARD, banquier. — Correspondant des Compagnies de Suez et de Panama. — Correspondant des principales maisons de Banque de France et de l'Étranger. — Paiement de chèques. — Lettres de crédit. — Lettres circulaires. — Change.

Société Générale, rue Cunin-Gridaine.

Consulat

Vice-consulat d'Espagne à Vichy, Claudius BONNARD, banquier, vice-consul.

Vice-consulat du Portugal à Vichy, Claudius BONNARD, banquier, vice-consul.

Les certificats d'origine pour les marchandises exportées en Espagne et en Portugal sont visés gratuitement. L'industrie et le commerce français sont intéressés à user de cette facilité.

Journaux

Les *Annales de Médecine thermale* (Administration :
Pharmacie MALLAT, place de l'Hôpital).

L'*Avenir de Vichy*, C. BOUGAREL, directeur. Rue
Sornin.

La *Liste officielle des Etrangers*, C. BOUGAREL,
directeur. Rue Sornin.

Le *Courrier de Vichy*, rue Burnol.

Le *Journal de Vichy*, route de Cusset.

Librairie. — Cabinets de lecture. — Journaux

BOUGAREL, rue Sornin.

Vve CÉSAR, passage du Casino.

Vve BERNE, rue Sornin.

ORILLAT, rue Burnol.

THORRE, buraliste aux Quatre-Chemins.

Miss ANNA, rue du Casino et rue de Nismes.

Bibliothèque des Chemins de fer, à la Gare.

Renseignements divers

(Médicaux, scientifiques et autres)

S'adresser à la pharmacie Mallat, place de l'Hôpital,
Vichy (Administration des eaux minérales naturelles
de Vichy-Saint-Yorre, **Sources Mallat**).

Etablissement thermal

Jusqu'en 1785 il n'y avait à Vichy, comme tout
établissement, que la *Maison du Roi*, qui contenait
dans son intérieur tout l'appareil balnéaire des bains,
des douches et des étuves. A cette époque, Mesdames
de France firent construire, d'après les plans de l'architecte Janson, une galerie couverte, et firent séparer
les baignoires d'hommes et de femmes. Grâce à
Mme la duchesse d'Angoulême, on construisit, de 1814
à 1829, sous la direction de M. Rose Beauvais, l'éta-

blissement thermal tel qu'il est actuellement. Plus
tard, en 1846, M. Cunin-Gridaine, ministre du Commerce, chargea M. Isabelle, architecte, d'exécuter des
améliorations importantes.

Aujourd'hui, le grand établissement thermal de
Vichy, qui contient au rez-de-chaussée les bains de
première classe, et au premier de vastes salles qui
ne sont pas utilisées, est un rectangle qui mesure
57 mètres de largeur sur 60 de longueur.

Un nouvel établissement (Bains de 2e et de 3e classe),
a été construit en 1858, d'après les plans de M. Badger.
Il est situé à l'ouest de l'ancien établissement et à
quelques mètres de lui. Vis-à vis ces deux établissements se trouvent les bâtiments d'exploitation et
d'embouteillage des sources de l'Etat.

Les bains de l'Hôpital, récemment édifiés, se
trouvent près de la source de ce nom, sur la place
Rosalie.

L'établissement thermal de Vichy est ouvert toute
l'année. La saison commence le 1er mai et finit le
1er octobre.

SERVICE ADMINISTRATIF

M. Fondin, commissaire du Gouvernement, rue
Lucas. Bureaux ouverts de dix heures du matin à cinq
heures du soir. S'y adresser pour le service de la
gratuité et autres renseignements administratifs. C'est
au commissaire du Gouvernement qu'il convient de
porter plainte contre les abus d'autorité dont se rendent souvent coupables les agents de la Compagnie
fermière, et aussi contre la liberté que prennent parfois les baigneurs et doucheurs de ladite Compagnie,
de ne pas exécuter à la lettre les ordonnances des
médecins.

SERVICE MÉDICAL

M. le Dr Willemin, inspecteur-adjoint, boulevard
National. Reçoit les prêtres et les religieuses qui ont
droit à la gratuité.

M. le Dʳ J. Cornillon, inspecteur-adjoint, avenue de la Gare. Reçoit les instituteurs et institutrices, les fonctionnaires de toutes sortes, qui ont droit à la gratuité.

M. le Dʳ Cyr, inspecteur-adjoint, rue Prunelle. Reçoit les habitants de Vichy.

SOURCES DE L'ÉTAT

Tout le monde a le droit de boire gratuitement de l'eau aux sources de l'Etat. Il n'est dû aucune rétribution aux donneuses d'eau. Il est défendu d'emporter de l'eau à domicile, à moins que dans des carafes spéciales.

TARIF DES BAINS ET DOUCHES (linge compris)

	1ʳᵉ cl. fr. c.	2ᵉ cl. fr. c.	3ᵉ cl. fr. c.
Bains ou douches réservés avec lit de repos............................	5 »	» »	» »
Bains avec douches de luxe..........	8 »	» »	» »
Bains minéraux......................	2 50	1 50	» 60
Bains minéraux avec douches en baignoires............................	3 50	2 25	1 10
Bains d'eau douce....................	1 50	1 »	» »
Bains de siège......................	1 »	» 75	» »
Bains de piscine....................	2 »	» »	» »
Grandes douches à percussion........	2 50	1 50	» 60
Douches froides ou limitées..........	1 50	1 »	» »
Douches ascendantes.................	» 75	» 50	» 30
Petites douches.....................	» 50	» 30	» 20
Bains ou douches de vapeur..........	3 »	» »	» »
Bains ou douches de gaz acide carbonique............................	1 »	» »	» »
Séances d'inhalation de gaz acide carbonique............................	» 50	» »	» »
Séance d'inhalation de gaz oxygène...	1 »	» »	» »
Pulvérisation d'eau minérale..........	1 »	» »	» »
Bains de pieds......................	» 50	» 30	» »

BAINS ET DOUCHES A PRIX RÉDUITS

	1ʳᵉ cl.	2ᵉ cl.	3ᵉ cl.
Le bain et la douche pris simultanément	2 50	2 25	1 10
Le bain ou la douche, aux séries de 10 h., de 11 h. 15 et de 1 h. 15....	2 »	1 25	» »

LINGE SUPPLÉMENTAIRE

Serviette...................................... » fr. 10
Peignoir...................................... » 15
Fond de bain.................................. » 20

BAINS A DOMICILE

Pour les bains à domicile, s'adresser aux chefs baigneurs, en prévenant 2 h. à l'avance.
Bains minéraux, linge compris............... 3 fr. »
Bains d'eau douce, linge compris............. 2 »
   Bains pris à 5 h. du matin et à 6 h. du soir, 2 fr. en plus.
Bains composés.............................. 3 fr. »
Bains sulfureux.............................. 3 »

BAINS D'EAU DOUCE, BAINS DE PIEDS ET BAINS A DOMICILE

Le public trouve, dans les divers établissements, des bains d'eau douce et des bains de pieds aux prix suivants :
Etablissement de première classe.............. 1 fr. 50
Etablissement de l'Hôpital.................... 1 50
Etablissement de deuxième classe............. 1 »
Bains à domicile, le même prix qu'aux établisse-
   ments, avec augmentation de 1 fr.
Bains de pieds.............................. » 30
Chaises à porteurs pour le transport des malades
   aux établissements, aller et retour........... 1 25

BAINS ET DOUCHES GRATUITS A VICHY

Les bains et douches mis à la disposition de l'admi-nistration, en vertu du cahier des charges, pour être administrés gratuitement, ne seront donnés que sur la prescription du médecin-inspecteur ou des méde-cins-inspecteurs adjoints. — Tous les modes de traitement auxquels sont admis les malades payants, pourront être prescrits aux malades gratuits.

Il y a deux classes de personnes admises à la gratuité.

La première classe comprend les malades apparte-nant aux catégories suivantes :

« 1° Les ecclésiastiques desservant les succursales « de campagne, soit comme recteurs, soit comme

« vicaires, de même que les aumôniers des institu-
« tions charitables ; les ministres des cultes non
« catholiques, occupant une position équivalente ; les
« curés des cantons ruraux et les aumôniers des
« établissements religieux, des lycées, des séminaires
« et des prisons ; les prêtres assistants et les vicaires
« de ville au titre de troisième vicaire et au-dessous ;
« les missionnaires à l'étranger ;

« 2° Les instituteurs ou institutrices primaires
« laïques ou appartenant à des congrégations recon-
« nues ; les membres des congrégations hospitalières
« de l'un et de l'autre sexe ;

« 3° Les malades munis d'une autorisation spéciale
« du ministre de l'Agriculture et du Commerce ;

« 4° Les habitants de la commune de Vichy qui
« ont leur domicile légal dans cette commune. Les
« fonctionnaires publics sont compris dans cette
« catégorie. »

La deuxième classe comprend les malades indigents
appartenant à l'assistance publique.

Les malades jouissant de la gratuité doivent justi-
fier de leur droit : Ceux de la première classe, en
produisant des certificats délivrés par les autorités
compétentes (maire, préfet, ministre) ; ceux de la
deuxième classe, en présentant : 1° Un certificat d'indigence délivré par le maire de la commune ; 2° Un
extrait du rôle des contributions directes, délivré par
le percepteur et visé par le maire de la commune,
constatant qu'ils ne paient pas plus de 15 francs de
contributions directes de toute nature, soit par eux,
soit par leurs auteurs. Cette pièce doit être revêtue
du cachet de la mairie.

Les malades reçus à l'hospice civil, seront admis à
l'usage des bains dans l'établissement thermal, sur la
production d'une liste collective et journalière, déli-
vrée en double, certifiée par l'économe de l'hospice
et visée par le commissaire du Gouvernement.

Le service pour les bains et douches gratuits
commence le 15 mai et finit le 15 septembre.

Hospice civil

Le nouvel Hôpital de Vichy, qui est situé à la *Croix-des-Renards,* est un établissement remarquable que je ne saurais trop engager à aller visiter.

Il reçoit, pendant la saison, dans un service thermal, des malades venant de tous les points de la France. Je crois utile de publier les formalités à remplir pour être admis comme indigent, pendant la saison, dans le service thermal.

Les salles destinées aux malades indigents sont ouvertes du 15 mai au 30 septembre.

· Le prix de chaque journée est fixé à 1 fr. 50 pour ceux qui sont étrangers au département de l'Allier.

La période balnéaire comprend six saisons, qui se divisent ainsi :

La première, du 15 mai au 7 juin, soit 23 jours à 1 fr. 50 = 34 fr. 50.

La deuxième, du 8 au 30 juin, soit 22 jours à 1 fr. 50 = 33 francs.

La troisième, du 1er au 23 juillet, soit 22 jours à 1 fr. 50 = 33 francs.

La quatrième, du 23 juillet au 15 août, soit 23 jours à 1 fr. 50 = 34 fr. 50.

La cinquième. du 16 août au 7 septembre, soit 22 jours à 1 fr. 50 = 33 francs.

La sixième, du 8 au 30 septembre, soit 22 jours à 1 fr. 50 = 33 francs.

Pour les malades indigents de l'Allier, le prix de chaque journée de présence est fixé à 1 fr. 30, et la période balnéaire ne comprend que quatre saisons, qui se divisent ainsi :

La première, du 15 mai au 7 juin, soit 23 jours à 1 fr. 30 = 29 fr. 90.

La deuxième, du 8 au 30 juin, soit 22 jours à 1 fr. 30 = 28 fr. 60.

La troisième, du 16 août au 7 septembre, soit 22 jours à 1 fr. 30 = 28 fr. 60.

La quatrième, du 8 au 30 septembre, soit 22 jours à 1 fr. 50 = 28 fr. 60.

Nota. — Les malades appartenant aux départements ci-après : Allier, Puy-de-Dôme, Cantal, Haute-Loire, Haute-Vienne, Corrèze, Loire, Nièvre, Saône-et-Loire, Rhône, Côte-d'Or, Ain, Cher, Creuse et Isère, ne peuvent être admis pendant les 3ᵉ et 4ᵉ saisons.

Cette période se trouvant moins fréquentée, à cause de l'exclusion des quinze départements ci-dessus désignés, les malades des autres départements auraient tout avantage à se présenter aux saisons des 1ᵉʳ et 23 juillet.

Les admissions n'ont lieu *que le premier jour de chaque saison,* sur la production des pièces indiquées au bulletin ci-dessous :

1º Certificat d'indigence délivré par le Maire ;

2º Engagement souscrit par la commune ou le département, d'acquitter les frais de séjour à la caisse du receveur de l'Hospice, ou par le malade de payer ses frais de séjour le jour de son admission ;

3º Certificat d'un médecin constatant la nature, l'origine et la durée de la maladie, qui nécessite l'usage des eaux de Vichy.

Les malades qui ont déjà fait une ou plusieurs saisons à l'Hôpital, devront joindre à leurs pièces le bulletin qui leur a été délivré à la dernière saison par M. le médecin-inspecteur ;

4º Un extrait du rôle des contributions de l'année courante, constatant que le malade ne paye pas plus de 15 francs de contributions de toute nature.

S'il s'agit d'un enfant mineur, l'extrait sera délivré au nom du chef de la famille et au nom du mari, s'il s'agit d'une femme mariée.

L'appel des inscrits a lieu ensuite dans la cour de l'Hôpital, à midi.

L'administration dudit Hôpital ne pouvant disposer que d'un certain nombre de lits pour le service thermal, il est tout à fait indispensable, pour être assuré d'une place, d'adresser ses pièces au secrétariat de l'administration, affranchies, *vingt jours au moins à l'avance, et de ne se présenter à Vichy que lorsqu'on aura reçu avis de son inscription sur la liste d'appel dressée pour chaque saison.* De cette manière, on sera certain d'éviter le désagrément qui arrive quelquefois de ne pouvoir être admis faute d'avoir été inscrit en temps utile ou de produire les pièces réglementaires.

Afin d'éviter toute demande inopportune, l'administration hospitalière prévient, qu'en aucun cas, elle ne fait d'avances aux malades pour frais de retour, et qu'en ce qui concerne le paiement des frais de séjour, elle n'entend admettre d'autre système de recouvrement que les deux suivants :

1° Le versement, par les malades eux-mêmes, le jour de l'admission, de la somme fixée pour la saison entière ;

2° Le versement dans la caisse du receveur de l'Hôpital civil à Vichy, sans frais et sans déplacement pour lui, du montant des engagements souscrits par le département, les communes ou autres administrations.

Hôpital militaire

Installé en 1846 dans l'hôtel Cornil, il fut complété en 1861. Il reçoit des officiers, des sous-officiers et des soldats. Des bains y sont aménagés. Ils reçoivent par jour, 24.000 litres d'eau minérale : 12.000 puisés à la source Lucas et 12.000 au Puits Carré. Des médecins militaires sont désignés chaque année pour venir faire le service de cet hôpital.

Le pharmacien chef du 13e corps d'armée a sa résidence à Vichy. Il est en même temps pharmacien chef de l'hôpital militaire.

Vichy possède également le dépôt de la 13e section d'infirmiers militaires.

Casino

Le Casino de Vichy, qui a été construit en 1865, est situé vis-à-vis l'établissement thermal, à l'autre extrémité de l'ancien parc. Il contient un salon des fêtes, une salle de spectacle, un cabinet de lecture, un salon de dames, une salle de jeux et une salle de billards. Rien dans sa construction ne peut faire honneur à son architecte, M. Badger. On y remarque de fort belles statues, représentant les quatre saisons et l'allégorie des sources de Vichy, fort beau morceau de sculpture dû au ciseau de Carrier Belleuse.

RÈGLEMENT INTÉRIEUR DU CASINO
(Arrêté préfectoral du 12 mai 1875.)

Art. 1. — Le Casino est ouvert du 15 mai au 1er octobre. Toutefois les salons des dames et de billards demeureront à la disposition du public abonné jusqu'au 15 octobre, moyennant une redevance supplémentaire de 50 cent. par jour ou de 5 fr. pour la quinzaine.

Le théâtre est ouvert du 15 mai au 15 septembre.

Art. 2. — L'abonnement au Casino ou au théâtre est d'un mois. On est admis à l'abonnement que sur la présentation d'une personne honorablement connue.

Art. 3. — L'abonnement au Casino donne droit :

1º A l'entrée libre dans les salles de jeu, de billard, de lecture, de bal, dans la vérandah et dans le jardin réservé ;

2º A l'entrée aux bals et aux concerts de la salle des fêtes ;

3º A l'usage gratuit des chaises dans le Parc, dans les Célestins et les promenades appartenant à la Compagnie.

Art. 4. — Il y a quatre fois par semaine, dans la salle des fêtes du Casino, de 8 h. à 10 h. du soir, ou bal ou musique.

Art. 5. — La Compagnie se réserve, une fois par semaine, l'usage de la salle de bal et de ses dépendances. Ce jour-là, qui devra être annoncé 48 heures à l'avance, l'entrée n'appartient pas aux abonnés. Le prix en sera spécialement fixé par la Compagnie.

Art. 6. — Les prix sont fixés de la manière suivante :

Abonnement par personne...................... 25 fr. »
Abonnement d'un enfant au-dessous de 15 ans.. 10 »
Entrée pour un jour, même les jours de bal ou de
concert.. 2 »

Art. 7. — Les salons de jeu, de lecture, la salle des fêtes, le salon des dames et la salle de billard sont à la disposition des abonnés, à partir de 7 h. du matin. En tous cas, ces salons ne pourront être fermés qu'un quart d'heure après la fin du spectacle. Ils resteront ouverts jusqu'à 10 h. 1/2, du 15 septembre au 1er octobre.

Art. 8.— Il est interdit de fumer dans le salon de lecture, la salle des fêtes et pendant les concerts sous la vérandah.

Art. 9. — Dans la salle de lecture, il est mis à la disposition des abonnés des journaux politiques, littéraires et revues, en quantité suffisante.

Art. 10. — Les Jeux autorisés sont ceux connus sous le nom de jeux de société, tels que le piquet, l'écarté, l'impériale, le whist, les douze points, le boston, le bezigue, le trictrac, le domino, les échecs et le billard.

Art. 11. — Les prix sont tarifés ainsi :

Le whist...	5 fr.	»
Le piquet en tête-à-tête.........................	3	»
Le piquet ou écarté (la passe).................	2	»
Le billard, au jour, l'heure......................	1	50
Le billard, à la lumière, l'heure................	2	50
Les dominos, le trictrac, les échecs, la séance...	1	»

Art. 12. — Le changement des cartes est obligatoire toutes les heures.

THÉATRE

Art. 13. — L'entrée ou l'abonnement au théâtre est distinct de l'entrée ou de l'abonnement au Casino.

Art. 14.— Il est interdit de fumer dans la salle de spectacle.

Art. 15. — Les prix, les jours de représentations ordinaires, sont fixés de la manière suivante :

Prix d'entrée avec stalle numérotée à.........	4 fr.	»
— pour une loge de 4 places......	16	»
Abonnement au théâtre pour une personne, avec stalle numérotée.......................	45	»
Entrée cumulée d'un jour pour le Casino et théâtre..	5	»
Abonnement cumulé au théâtre et au Casino pour une personne..........................	60	»
Abonnement de famille, comprenant le mari et la femme, ou l'un des deux avec un enfant...	100	»

Art. 16. — Les représentations extraordinaires, c'est-à-dire, celles dans lesquelles paraîtront des artistes étrangers à la troupe habituelle doivent êtres annoncées deux jours à l'avance. Les affiches et programmes indiqueront les prix spéciaux des places.

La Compagnie se réserve l'usage de la salle de spectacle

une fois par semaine. Pour ces jours réservés, qui devront être annoncés 48 heures à l'avance, par des affiches indiquant les prix d'entrée, les abonnements seront généralement suspendus.

CARTES D'ABONNEMENT

Art. 17.— Les cartes d'abonnement pour le Casino sont personnelles. Elles sont nominatives, signées par le titulaire. Elles doivent être portées ostensiblement et représentées à toutes demandes des agents de la Compagnie. Elles ne peuvent être ni prêtées, ni cédées, ni vendues.

Les cartes d'abonnement pour le théâtre sont également personnelles et nominatives. Toutefois les titulaires de places ou de loges peuvent en disposer en faveur de personnes honorables pourvu qu'ils en préviennent la Compagnie avant 5 h. du soir, et payent un supplément égal à la moitié du prix de la place, soit 2 fr. Si le titulaire de la place a quitté Vichy sans avoir usé de la faculté indiquée ci-dessus, la Compagnie pourra disposer de sa place à partir de 5 h. du soir.

S'il était fait usage d'une carte d'abonnement périmée, ou si toute autre personne que le titulaire en faisait usage en dehors du cas prévu par le paragraphe précédent, le porteur devrait payer à raison des prix fixés aux articles 6 et 15 et la carte serait retirée, sans préjudice des poursuites à exercer contre le contrevenant.

Art. 18. — Les salons du Casino et la salle du théâtre doivent être fermés à 11 h. du soir ou au plus tard à minuit.

Le touriste qui ne passerait que 24 h. à Vichy peut, moyennant 5 fr., jouir de tous les avantages réservés aux personnes abonnées, théâtre compris (les jours de représentations extraordinaires exceptés).

Eden-Théâtre

Deux entrées : l'une vis-à-vis l'hôpital militaire, l'autre sur le parc, en face l'établissement thermal. Charmante salle de spectacle. Concert deux fois par jour, dans un superbe jardin anglais. Jeu de petits chevaux. Sous l'habile direction de M. COUDERT, l'Eden-Théâtre est appelé à faire une concurrence sérieuse au Casino, où l'on paie fort cher, pour aller entendre le plus souvent de bien mauvais acteurs.

Cercle International

SIÈGE SOCIAL DES COURSES DE VICHY ET DU CONCOURS HIPPIQUE

Le *Cercle International* est un monument de construction récente, qui se trouve sur le parc, à l'angle des rues Cunin-Gridaine et Sornin-Gagnière. Il a été construit en 1880, d'après les plans de MM. Feuga et Despierre, architectes à Lyon. Commencé le 22 février, il était inauguré le 27 juillet de la même année. Il avait fallu cinq mois seulement pour édifier une construction d'une importance considérable, où le luxe ne le cède en rien au bon goût et à l'harmonie des couleurs et de l'ameublement.

Le Cercle International se compose : au rez-de-chaussée, d'un superbe salon des fêtes, qui sert de salle de lecture l'été, et où chaque semaine on offre à la colonie étrangère des bals ou des fêtes artistiques, du cabinet du directeur et d'une salle de billards réservée aux consommateurs. Au premier, se trouvent la salle de jeux (baccarat, whist, écarté), le bureau de la Société des Courses de Vichy et du Concours hippique (région du sud-est), la bibliothèque et la salle de restaurant.

Pour se rendre du rez-de-chaussée au premier, on gravit un escalier remarquable, bien en rapport avec la hauteur des salles, la richesse des décorations et le luxe grandiose de ce remarquable établissement.

M. Jurietti, le propriétaire de l'immeuble, qui est également le directeur du Cercle, ne néglige rien, non seulement pour attirer du monde chez lui, mais aussi pour faire de la bonne réclame en faveur de Vichy.

Il verse, chaque année, une somme de 12.000 francs dans la caisse du Cercle, laquelle somme est employée à subventionner les Sociétés des Courses de Vichy et du Concours hippique, et à aider d'autres œuvres utiles à la prospérité de Vichy.

Le Cercle International est le siège social des Courses de Vichy et du Concours hippique. C'est du reste grâce à de gros sacrifices faits par M. Jurietti, que ces nouvelles attractions ont pu être créées ici. Le Cercle International, par ce rétablissement des Courses et la création du Concours hippique, est devenu un établissement d'intérêt public pour Vichy; c'est ce que l'administration ne devrait pas oublier.

Je crois utile de publier les Statuts du Cercle, afin que mes lecteurs puissent connaître les formalités à accomplir afin de pouvoir y être admis pendant la saison, et de profiter quelque peu des réjouissances qui s'y donnent du mois de mai au mois d'octobre :

STATUTS. — TITRE Ier

Art. 1er. — Il a été fondé à Vichy, le 1er avril 1880, une Société qui a pris le nom de *Cercle International* de Vichy.

Le nombre des membres actifs ne peut dépasser cent ; celui des membres honoraires est illimité.

Art. 2. — Nul ne peut faire partie du Cercle comme membre actif, s'il n'est âgé de 21 ans et s'il n'est électeur municipal ou propriétaire habitant. Il ne peut se retirer avant l'expiration de l'engagement, soit avant 1896.

Toute personne non domiciliée à Vichy et âgée de 21 ans peut faire partie du Cercle comme membre honoraire.

TITRE II. — DE LA COMMISSION

Art. 3.— Une commission de huit membres, nommée en assemblée générale, est chargée de la direction du Cercle, d'y maintenir l'ordre en toute occasion et de veiller à l'exécution du règlement. Elle choisi dans son sein le président du Cercle, le secrétaire et le trésorier.

Les membres actifs seuls peuvent faire partie de la Commission.

Art. 4. — Tout commissaire, pour être élu, doit réunir un nombre de suffrages au moins égal au quart des membres inscrits et à la moitié plus un des votants.

Art. 5.— Le président convoque et préside les réunions de la commission et les assemblées générales. Le secrétaire tient le registre des délibérations de la commission et y inscrit les procès-verbaux des assemblées générales ; il est également chargé de la correspondance. Le trésorier est chargé de l'encaissement des cotisations ou autres sommes attribuées au Cercle. Il paie les dépenses sur le visa du président, et chaque trimestre rend compte à la commission de sa gestion. Le résultat est porté à la connaissance des sociétaires par voie d'affiche.

Les réunions de la commission ont lieu au moins une fois par mois.

Art. 6. — La commission est renouvelée chaque année. La moitié de ses membres, désignée par voie de tirage au sort, n'est pas rééligible.

TITRE III. — RECEPTIONS ET INVITATIONS

Art. 7. — Toute personne désirant faire partie du Cercle, comme membre actif ou honoraire, devra adresser au président une demande écrite, signée de deux parrains et dans laquelle il déclarera avoir pris connaissance du règlement. Les noms et prénoms des postulants seront affichés pendant huit jours au moins dans la salle de lecture du Cercle. A l'expiration de ce délai, les sociétaires voteront au scrutin secret sur l'admission ou le rejet.

L'élection ne sera valable que si la moitié plus un des membres du Cercle y auront pris part personnellement et que l'admission aura été prononcée par les deux tiers des votants.

Art. 8. — Tout membre du Cercle a le droit d'y amener ses parents et ses amis non domiciliés à Vichy.

Les introductions seront consignés sur un registre.

Les noms, qualités et domiciles des personnes présentées ainsi que des présentateurs y seront inscrits.

En aucun cas, une personne ne faisant pas partie du Cercle ne pourra s'y présenter seule.

Art. 9. — Du 1er mai au 1er novembre de chaque année, les membres des Cercles de France, des colonies et de l'étranger, porteurs de la carte du Cercle dont ils font partie, de leur quittance dernière ou présentés par deux parrains sous leur responsabilité personnelle, pourront être admis temporairement au Cercle, sur leur demande formulée par écrit. La commission statuera sur chaque demande et délivrera une carte à tout membre qui en sera jugé digne.

Il est entendu que les personnes qui auront été admises précédemment à l'entrée dans le Cercle, le seront de droit les années suivantes, à moins qu'elles n'en soient devenues indignes.

Il pourra être délivré des cartes provisoires aux étrangers n'appartenant à aucun Cercle ou n'ayant pu se procurer des parrains. Dans ce cas, des renseignements seront pris par la commission du Cercle aux frais de MM. Jurietti et Cie, et si le commissaire de service le juge nécessaire. Si les renseignements fournis sont favorables, la carte provisoire pourra être échangée contre une temporaire, sinon, elle sera supprimée sans qu'il soit nécessaire d'entendre la personne à qui elle avait été fournie.

Il en sera de même en cas d'enfraction au règlement du Cercle. Dans tous les cas, la carte provisoire ne pourra être maintenue pendant plus de vingt quatre heures.

Art. 10. — La cotisation annuelle est fixée à 20 francs, impôt de 20 0/0 non compris.

Elle est personnelle et ne peut être cédée ou transmise.

Cette cotisation est exigible à partir du 1er juin de chaque année, tout retard au-delà du 15 juin exposerait le sociétaire à l'affichage, après avis préalable, et à des poursuites judiciaires quinze jours après l'affichage.

Art. 11. — Le droit d'entrée est de 100 francs pour les membres actifs, et de 50 francs seulement pour les membres honoraires, exigibles dans les 8 jours qui suivent la réception. Cependant, les fonctionnaires publics, chefs de service à Vichy, pourront être admis comme membres actifs moyennant un droit d'entrée de 38 francs par an, jusqu'à concurrence du droit de 100 francs.

Art. 12. — Les sociétaires s'interdiront tout propos inconvenant et toute discussion politique ou religieuse.

Art. 13.—L'exclusion temporaire de huit jours à un mois pourra être prononcée, par la Commission, contre tout membre ayant donné lieu à un scandale au Cercle par sa conduite ou des propos grossiers à un de ses collègues.

L'exclusion demandée par la majorité de la commission pourra, par l'assemblée générale et à la majorité absolue, être prononcée contre tout sociétaire qui, dans l'intérieur ou l'extérieur du Cercle, aura commis un acte portant atteinte à sa dignité personnelle ou à celle du Cercle

Le vote aura lieu au scrutin secret. Le sociétaire inculpé pourra être entendu s'il le demande.

Art. 14.— Il est défendu d'amener des chiens au Cercle.

Art. 15. — Il est défendu d'emporter les journaux et brochures. Les sociétaires retenus chez eux par maladie, pourront faire demander les journaux de la veille, à charge par eux de les envoyer le lendemain.

Courses de Vichy

L'Hippodrome se trouve sur le territoire de la commune de Vesse, vis-à-vis le barrage de la rivière d'Allier. On s'y rend soit par le pont, la route de Gannat et celle de Saint-Pourçain, en tournant à droite lorsque l'on arrive au château des Brosses ; soit par une passerelle, construite au-dessous du barrage. Elles ont lieu dans les premiers jours du mois d'août.

Dix-huit prix sont courus, savoir :

PREMIÈRE JOURNÉE

Prix du Commerce et de l'Industrie (à réclamer)	2.000 f.
Prix de la Société d'encouragement (2e série)	5.000
Grand Criterium international	6.000
Prix du Parc (gentlemen)	1.000
Prix de la Société des Steeple-Chases de France (Steeple-Chase, 4e série)	2.600
Steeple-Chases militaires (2e série)	Objets d'art

DEUXIÈME JOURNÉE

Prix de l'Association syndicale de Vichy	2.000 f.
Prix du Cercle International	4.000
Grand Prix de Vichy (Handicap international)	10.000
Prix des Hôtels (Steeple-Chase)	2.000
Prix du Bourbonnais (Courses de Haies. Officiers et gentlemen)	1.000

TROISIÈME JOURNÉE

Prix de la Circonscription (au trot monté)	1.000 f.
Prix des Malavaux (Steeple-Chase. Officiers et gentlemen)	1.000

Prix de la Circonscription (au trot attelé). 1.000 f.
International (au trot attelé). Handicap par
   rendement de distance............... 3.000
Saint-Léger du Centre (au trot monté).... 1.000
Prix de l'Ardoisière (Course des Haies.
   Gentlemen et jockeys)........ ...... 1.000

Les Courses de Vichy avaient été créées primitivement en 1876, par la Compagnie fermière. Celle-ci n'y trouvant pas son compte et n'ayant pas l'habitude de sacrifier de l'argent dans l'intérêt général, les supprima en 1882. Elles ont été reprises sous la direction de MM. de Chavigny, de Chantemerle et de Boissieu, commissaires des Courses, grâce à une subvention de 40.000 francs au moins faite par M. Jurietti, directeur du Cercle International, qui est, on peut le dire, le véritable auteur de cette résurrection, si nécessaire à la prospérité de Vichy. La ville de Vichy fait aussi un prix de 6.000 francs.

Les Courses de Vichy sont très suivies. Elles attirent grand nombre d'étrangers. Le pari mutuel y a été établi en 1887.

Siège social de la Société des Courses, au *Cercle International.*

Concours hippique

La Société hippique française, dont le président est le marquis de Mornay, a fait installer, dans un terrain situé à l'extrémité de la rue de Ballore prolongée, la piste et les tribunes qui servent pour le Concours hippique de la région du sud-est, concours qui a lieu chaque année, à Vichy, dans la dernière semaine du mois de juin.

On sait que la région du sud-est comprend les trente départements suivants :

Ain, Allier, Hautes-Alpes, Basses-Alpes, Alpes-Maritimes, Ardèche, Bouches-du-Rhône, Cantal, Corrèze, Corse, Côte-d'Or, Cher, Creuse, Doubs,

Drôme, Gard, Isère, Jura, Loire, Haute-Loire, Lozère, Nièvre, Puy-de-Dôme, Rhône, Saône-et-Loire, Savoie, Haute-Savoie, Var, Vaucluse et Haute-Vienne.

Tous les chevaux nés dans un de ces départements et qui sont dans les conditions voulues du programme, peuvent être présentés pour disputer les nombreux prix que décerne la Société hippique française, prix dont voici le programme officiel :

Chevaux de 3 à 6 ans attelés.....	66 prix	12.300 f.
— — montés....	17 —	1.800

PRIX SPÉCIAUX

Poulains hongres et Pouliches de 3 ans, sans dressage complet..	16 —	2.900
Courses au trot monté..........	18 —	7.150
Chevaux sautant des obstacles...	37 —	8.000
Courses de pays...............	12 —	2.000
Dressage et menage...........	» —	800
Primes aux juments poulinières et médailles................	105 —	10.500
Plaques et flots de ruban	» —	1.001
	271 prix	49.451 f.

C'est encore grâce à une forte subvention faite par M. Jurietti, directeur du Cercle International, que Vichy a pu disputer à d'autres villes, Mâcon, Marseillle, etc., etc., le siège du Concours hippique du sud-est. Il ne faut pas oublier non plus la souscription publique faite dans ce but, parmi les commerçants Vichyssois. Cette souscription a produit une douzaine de mille francs, qui ont fait pencher, avec une subvention de la Ville, la balance du côté de notre belle station thermale.

Siège social du Concours hippique, *Cercle International.*

Hydrothérapie

Etablissement du Dr LEJEUNE, rue de l'Etablissement prolongée, à proximité de la Grande-Grille.

Dans cet établissement, le traitement hydrothérapique, qui s'associe très bien avec les eaux de Vichy, est appliqué avec le plus grand soin par le médecin-directeur lui-même, qui met à la disposition des malades tous les moyens de cette médication.

Douches chaudes, froides, en pluie, en jet, en éventail, verticales, ascendantes, en cercle ; Bains de siège à eau courante ; Piscine, etc., etc. Température de l'eau, 9 degrés.

Une salle spéciale est réservée aux dames qui préféreront faire leur traitement avec la doucheuse, qui n'agira que d'après les indications du docteur.

Salle d'armes ; gymnastique médicale ; massage.

RÈGLEMENT DE L'ÉTABLISSEMENT

L'établissement hydrothérapique est ouvert : le matin, de sept heures et demie à dix heures ; le soir, de deux heures à cinq heures.

Le médecin applique lui-même le traitement ; cependant une doucheuse expérimentée douchera les dames qui le désireront.

Les abonnements se font par semaine et se paient d'avance.

Le prix du traitement complet est de 25 francs par semaine (deux séances par jour), celui du demi-traitement est de 15 francs (une séance par jour).

Le linge est fourni par l'établissement.

Hammam vaporifère

Cet établissement est situé rue Burnol. Il est dirigé par M. PERRIN. On y donne des bains médicamenteux de toutes sortes. Salle d'attente fort luxueuse.

Association syndicale des Commerçants et Industriels de Vichy

Ce syndicat a été fondé en août 1885. Il est appelé à rendre de très grands services au commerce local. Il a pour but :

1º De rechercher et d'étudier les améliorations qui peuvent se produire en faveur du commerce et de l'industrie local ;

D'introduire et de poursuivre, à cet effet, les demandes ou réclamations jugées nécessaires ;

De provoquer ou de solliciter les mesures utiles aux intérêts commerciaux et industriels, et de s'opposer à celles qui pourraient leur être préjudiciables, et ce par toutes démarches amiables et au besoin par toutes voies de droit.

2º De suivre, au nom d'un adhérent qui en aurait fait la demande au président, une affaire devant les juridictions, quand, après un examen approfondi des droits invoqués par lui, la majorité de la Chambre aura décidé d'intervenir dans l'intérêt général.

3º De prendre l'initiative, auprès de qui de droit, pour toutes mesures qui tendraient à accroître la prospérité, l'influence et la considération du commerce et de l'industrie local, représentés par l'association.

Société de Secours mutuels des Travailleurs de Vichy

Cette Société, fondée le 23 novembre 1870, a été déclarée d'utilité publique par arrêté préfectoral du 4 janvier 1872. Le règlement a été approuvé le 26 mars 1873.

Autres Sociétés

Il existe également à Vichy une Société musicale; une Société chorale ; une Société de gymnastique, l'*Avenir*, qui est affiliée à la *Ligue des Patriotes ;* une section des *Prévoyants de l'Avenir ;* une Société de trompes et une Société d'*Anciens militaires retraités.*

Renseignements commerciaux

Agence Poncet, rue Burnol. Ventes et achats de

propriétés. — Fondée en 1875. — Depuis cette époque, M. Poncet a réuni dans ses opérations la plus grande partie des ventes et des locations d'immeubles et de fonds de commerce de Vichy.

Son expérience et sa connaissance approfondie des affaires qui sont à traiter sur la place de Vichy, et la satisfaction qu'il a su donner aux vendeurs et aux acheteurs lui ont valu la confiance, à tel point que la vente de presque tous les hôtels, villas, maisons, emplacements et propriétés de toute nature, lui est confiée.

En ce qui concerne la vente d'emplacements, par la confiance qu'il a dans la prospérité et l'agrandissement de Vichy, des quartiers entiers ont été créés sous son initiative, et sous sa direction des boulevards, des rues, des places, ont été ouverts dans des propriétés privées.

La Compagnie fermière et l'Etat à Vichy

Dans son numéro du 26 février 1888, la *Vie Financière* a publié l'entrefilet suivant :

« L'action **Eaux de Vichy** *(émise à 500 francs)*, garde de bonnes tendances à **4,400** francs. L'assemblée générale annuelle des actionnaires s'est tenue le 20 février ; elle a approuvé les comptes de l'exercice et a fixé le dividende à **260** francs ; celui du précédent exercice avait été de **250** francs ; c'est donc une augmentation de 10 francs ; 12 fr. 50 ayant été distribués en septembre, le solde de 247,50 sera payé à partir du 1er mars à raison de net 246,75 par titre nominatif et 242,70 par titre au porteur, sur la présentation du coupon n° 8. »

L'*Avenir de Vichy*, qui a reproduit cette note, l'a fait suivre des réflexions suivantes :

« En résumé :

« Les actions de la Compagnie fermière, émises à **500** francs, valent aujourd'hui **4,400** francs.

« On a distribué, cette année, un dividende de **260** francs.

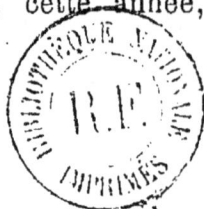

4

« Les actions émises à **500** francs ont donc rapporté, en 1887, **260** francs de revenu, sans compter la somme qui a été mise au fonds de réserve !...

« Qu'on n'oublie pas ces chiffres !

« Que tout le monde à Vichy se souvienne que c'est cette Compagnie, *dont les actions émises à* **500** *francs rapportent* **260** *francs d'intérêt, qui a* **refusé** de souscrire pour les Courses et le Concours hippique, qui, en somme, ne fait rien et ne veut rien faire pour notre ville d'eau.

« Qu'on s'en souvienne !... »

J'ajouterai que cette propriété, qui produit de si gros bénéfices aux fermiers qui l'exploitent, ne rapporte, par contre, pas un sou aux caisses de l'Etat. En effet, la *Compagnie Fermière* paye actuellement un loyer annuel de 155.000 francs seulement. Or, le décret du 27 juillet 1861, qui a créé à Vichy la digue, les nouveaux parcs, les routes thermales, etc., etc., a disposé d'une annuité de 100.000 francs, prise sur le prix du fermage, pour amortir l'emprunt rendu nécessaire pour l'exécution de ces travaux. D'un autre côté, 55.000 francs sont versés chaque année aux ponts et chaussées, pour l'entretien des nouveaux parcs et de la prise d'eau. Il en résulte que l'Etat, propriétaire de Vichy, voit ses fermiers gagner à son nez des millions, sans qu'il lui en revienne la plus petite portion.

Aussi, le gouvernement est-il entièrement opposé à la prolongation du bail de cette Compagnie fermière. En gardant cette attitude, il agira sagement, il protégera les finances de notre pays et il fera produire à son profit, en 1904, terme fatal pour les porteurs d'action des Eaux de Vichy, près de 1.500.000 francs à sa propriété.

Périmètre de protection

Les sources de Vichy, d'Hauterive, de Mesdames, de Cusset, sont protégées par un périmètre. Je crois utile de publier textuellement le décret qui institue ce périmètre ; c'est une pièce officielle qu'il est utile quelquefois de consulter :

DÉCRET

Le président de la République française,

Sur le rapport du ministre de l'Agriculture et du Commerce ;

Vu les demandes du préfet de l'Allier, en date du 27 février 1874, tendant : 1° A faire déclarer d'intérêt public les deux sources minérales, dites : Nouvelle source des Célestins n° 2 et source des anciens Célestins n° 2, dépendant de l'établissement thermal de Vichy, appartenant à l'Etat ; 2° A faire assigner un périmètre de protection au groupe des sources de Vichy proprement dites, à la source Mesdames et à la source d'Hauterive, toutes appartenant à l'Etat ;

Vu les plans et les rapports des ingénieurs des Mines ;

Vu les pièces de l'enquête, constatant l'accomplissement des formalités de publications et d'affiches prescrites par les règlements ;

Vu l'avis de la commission d'enquête, en date du 8 avril 1874 ;

Vu l'avis du comité consultatif d'hygiène publique, du 20 avril 1874 ;

Vu l'avis du conseil général des Mines, du 29 avril 1874 ;

Vu la loi du 14 juillet 1856 ;

Vu le décret du 8 septembre 1856 ;

Vu le décret du 23 janvier 1861, déclarant d'intérêt public diverses sources minérales de Vichy, appartenant à l'Etat;

Le conseil d'Etat entendu ;

DÉCRÈTE :

Art. 1er. — Sont déclarés d'intérêt public les deux sources minérales, dites : Nouvelle source des Célestins n° 2 (au milieu de la grotte), aménagée en 1870, et la source des anciens Célestins n° 2, découverte en 1870 ; lesdites sources dépendant de l'établissement thermal de Vichy et appartenant à l'Etat.

Art. 2.— Il est établi un périmètre de protection autour du groupe des sources de Vichy, de la source de Mesdames et de la source d'Hauterive, appartenant à l'Etat.

Le périmètre institué autour des sources de Vichy proprement dites, savoir: Source du Puits-Carré, source de la Grande-Grille, source Lucas, source du Parc, source de l'Hôpital, source des anciens Célestins n° 1, source des anciens Célestins n° 2, nouvelle source des Célestins n° 1 (source de la Vasque), nouvelle source n° 2, toutes appartenant à l'Etat, est limité ainsi qu'il suit, savoir :

A l'est, par une ligne droite CD tirée de la source Larbaud, point C, au domaïne des Garets, et prolongée jusqu'à sa rencontre avec la rive gauche du Sichon point D.

Au nord, par une ligne droite tirée du point D au domaine des Bartins, et prolongée jusqu'à son intersection avec la rive droite de l'Allier, point E.

A l'ouest, par le point E jusqu'au clocher de Vesse, point de départ.

Au sud, par une ligne droite du clocher de Vesse, point A, au domaine des Saligeons, point B ; une autre ligne tirée du domaine des Saligeons à la source Larbaud, point C.

Ledit périmètre contenant une étendue de 688 hectares et portant sur le territoire des communes de Vichy, de Cusset, d'Abrest et de Vesse.

Le périmètre institué autour de la source minérale, dite source de Mesdames, située sur la commune de Cusset, est limité ainsi qu'il suit :

Au sud, par la partie FG de l'ancienne route de Cusset, telle qu'elle est figurée au plan du cadastre, comprise entre la ligne ci-dessus tirée de la source Larbaud au domaine des Garets, et une autre ligne tirée du domaine de Puy-Besseau, à l'intersection du chemin de Cusset à Chante-Grellet, avec le chemin de Cusset à Champ-Court, point H.

A l'est par la ligne GH.

Au nord, par le chemin de Cusset à Chante-Grellet, depuis le point H jusqu'à sa rencontre avec le chemin de Cusset à Crotte, point I, et par ce chemin de Cusset à Crotte, depuis le point I jusqu'à sa rencontre avec le prolongement de la ligne ci-dessus, tirée de la source Larbaud aux Garets, point K.

A l'ouest, par ladite ligne tirée de la source Larbaud aux Garets, depuis le point K jusqu'au point F, point de départ.

Ledit périmètre contenant une étendue de 110 hectares et portant sur le territoire de la commune de Cusset.

Le périmètre institué autour de la source minérale dite source d'Hauterive, située sur la commune de ce nom, est limité ainsi qu'il suit :

Au nord, par une ligne tirée du domaine des Dolots au domaine des Cours, depuis son intersection L avec la rive droite de l'Allier, jusqu'à son intersection M avec une autre ligne tirée du clocher d'Abrest au grand Domaine.

A l'ouest, par la ligne précédente, depuis le point M

jusqu'à sa rencontre N, avec une autre ligne tirée de l'intersection des chemins de Saint-Priest à Hauterive et d'Hauterive à Pragoulin, au village d'Effiat.

Au sud, par la ligne précédente, depuis le point N jusqu'à sa rencontre P avec la rive droite de l'Allier.

A l'est, par la rive droite de l'Allier, depuis le point P jusqu'au point L, point de départ.

Ledit périmètre contenant une étendue de 122 hectares et portant sur les territoires des communes d'Hauterive, d'Abrest et de Saint-Yorre.

Art. 3. — Des bornes seront placées aux angles et aux points principaux du périmètre déterminé en l'article 2 ci-dessus. Ce bornage aura lieu à la diligence du Préfet et par les soins de l'ingénieur des Mines du département de l'Allier, qui dressera procès-verbal de l'opération.

Art. 4. — Le paragraphe 2 de l'article 3 de la loi du 14 juillet 1856 est déclaré applicable aux terrains compris dans le périmètre des sources de Vichy proprement dites, à l'exception de la région située sur la rive droite du Sichon et d'une bande de 250 mètres de large longeant intérieurement la limite est CD du périmètre de protection.

En conséquence, les propriétaires qui voudront exécuter, sur lesdits terrains, des fouilles, tranchées pour extraction de matériaux ou pour autre objet, fondations de maisons, caves ou autres travaux à ciel ouvert, seront tenus d'en faire au moins un mois à l'avance, la déclaration au Préfet.

Art. 5. — Le présent décret sera publié et affiché à la diligence du Préfet, dans les communes intéressées et dans les chefs-lieux d'arrondissement du département de l'Allier.

Art. 6. — Le ministre de l'Agriculture et du Commerce et le ministre des Travaux publics sont chargés, chacun en ce qui le concerne, de l'exécution du présent décret.

Fait à Versailles, le 17 mai 1874.

Maréchal de MAC-MAHON,
Duc de Magenta.

Par le président de la République :
Le ministre de l'Agriculture et du Commerce,
A. DESEILLIGNY.

Pour copie certifiée conforme :
Moulins, le 18 mai 1874.

Le Préfet de l'Allier,
Ad. de TOURVILLE.

Monuments, Promenades et Curiosités de Vichy

Dans les pages qui précèdent, j'ai eu occasion déjà de citer et de décrire différents monuments de Vichy (Casino, Etablissement thermal, Cercle international, etc., etc.), je n'y reviendrai pas ; je ne m'occuperai dans ce chapitre que de ce dont je n'ai pas encore parlé, et je commencerai, cela est rationnel, par dire quelques mots des curiosités du vieux Vichy, cette ville tortueuse, propre quelquefois, avec ses vieilles maisons, ses mœurs de petite ville, ses habitants, dont quelques-uns se rappellent bien le Vichy de 1815, alors qu'il était une petite bourgade de huit à neuf cents âmes, resserrée entre ses quatre portes : la porte de France, la porte de Ville, la porte Verrier et la porte Saint-Julien, derniers restes disparus aujourd'hui, des murs d'enceinte qui avaient défendus, sous la féodalité, ce que l'on appelait le Château-Franc.

Vichy, au quinzième siècle, se composait de quatre parties distinctes : 1° la *Ville aux Juifs*, située près du Sichon, sur la route de Cusset ; 2° le *Moutier*, qui occupait la place des anciens thermes romains ; 3° le *Château-Franc*, constitué par la partie la plus ancienne du vieux Vichy ; et 4° la *Ville proprement dite*, situé entre la Ville aux Juifs et le Château-Franc. Le couvent des *Célestins* se trouvait en dehors de ces quatre quartiers, du côté du midi, à proximité des murailles du *Château-Franc*. De tout cela, il ne reste peu ou point de chose. La *Ville aux Juifs*, le *Moutier*, la *Ville proprement dite*, ont entièrement disparus ; seul le quartier de l'ancien Vichy, qui s'appelait le *Château-Franc*, possède encore quelques témoins de ces temps passés. Je vais rapidement les énumérer. Mais auparavant, il importe de dire qu'aujourd'hui Vichy compte 10.344 habitants; qu'il est par conséquent la troisième ville du département de l'Allier, et que cependant on s'acharne à lui refuser un *canton*, auquel lui donnent droit son importance, sa situation, ses besoins, son avenir.

La Tour. — Seul reste de l'ancien *Château-Franc*, bâti par Louis II. On y accède par la rue de la Tour, en traversant entièrement le vieux Vichy, ou par le *boulevard des Célestins*, la *rue Verrier* et l'*impasse de la Tour*. Construite en pierre et chaux, cette tour a des murs fort épais. Elle est haute de dix-sept mètres au-dessus du sol. Une horloge a été placée à son sommet, ainsi qu'une cloche servant au culte qui se pratique dans l'église Saint-Blaise. Sur cette cloche, on lit l'inscription suivante : † IHS. M. A. *Sancte Christofore, ora pro nobis, 1638*. Un projet de dégagement complet de cette tour et du prolongement de la rue de la Porte-de-France, est en cours d'exécution. Lorsqu'il sera achevé, les étrangers pourront aller en deux minutes du Parc aux Célestins, en traversant la vieille ville par cette percée.

Eglise Saint-Blaise. — Cette église n'a rien de remarquable en tant qu'architecture. Elle est connue, dans le vieux Vichy, sous le nom de la *vieille église*. Le sol est en contre-haut et il faut gravir, pour s'y rendre, un large escalier.

Maison du Baillage. — Propriété de M. Gravier du Monsseau, située rue Verrier. Remarquer une porte à ogive et un escalier à vis. M. Gravier, dans ces dernières années, a fait réparer son habitation avec un goût et une perfection dont on ne saurait trop le louer.

Maison Jardin. — Vieille construction, rue d'Allier, propriété de Mlle Jardin. Il est vraiment dommage que ce reste de l'ancien Vichy soit abandonné, car cette maison possède une façade vraiment architecturale.

Grenier à sel. — L'ancien grenier à sel de Vichy existe toujours. Il se trouve dans un coin de la place Sévigné, au fond de l'ancienne *impasse du Four*. Aujourd'hui il sert de grange et écurie à l'hôtel du Pont-Neuf.

Pavillon Sévigné. — La maison où a habité Mme de Sévigné, pendant les deux saisons qu'elle est venue

passer à Vichy (1676-1677), est la propriété de
M. Alphonse Soalhat. Elle donne sur la *place Sévigné*
d'un côté, et de l'autre sur le boulevard des Célestins.
C'est de là qu'elle écrivit à Mme de Grignan les lettres
sur Vichy, qui devaient à cette époque mettre notre
ville d'eau en réputation.

Ancien Hôpital civil. — Avant que la pioche des
démolisseurs ait fait disparaître l'ancien hôpital, il
convient d'en dire quelques mots. Il occupe encore
actuellement une superficie de plus d'un hectare ; en
plein centre de Vichy, entre la place de l'Hôpital, le
passage du Casino, la rue du Casino et la rue de
l'Hôpital. Il est composé d'une série de constructions,
les unes bien vieilles, d'autres plus récentes, d'autres
enfin presque neuves. Tout cela est fermé aujourd'hui,
tout cela va disparaître, pour faire place à un superbe
Casino municipal, qui donnera à ce Vichy déjà si gai,
une gaieté, un attrait de plus.

Couvent des Célestins. — Le Couvent des Célestins
fut fondé en 1401 par Louis II, troisième duc de
Bourbon. En 1568, ce couvent fut brûlé et pillé par
les Huguenots ; en 1590, il dut subir un autre siège,
qui finit de le mettre à mal. Aujourd'hui il ne reste
de cet ancien couvent qu'une vieille construction bâtie
sur le rocher, au-dessous duquel venait sourdre l'ancienne source des Célestins. Remarquer dans cette
construction de fort belles croisées, parfaitement
conservées.

Dans le nouveau Vichy, les monuments à visiter
sont plus nombreux. Ils sont d'une construction
récente, et n'en sont pas pour cela d'un style irrépro-
chable. Ils ont tous un caractère officiel, ils se
ressentent du cachet impérial, on voit qu'ils ont tous
germé dans le même cerveau. Conçus en dehors de
toute émulation, en dehors de tout concours, ils sont
parfois petits, mesquins ; ils ne sont pas en rapport
avec le Vichy actuel.

Eglise Saint-Louis. — Très grande, très coloriée, très bien desservie par des prêtres *réguliers,* alors que tant de *séculiers* n'ont pas de cures, elle peut avoir des prétentions au *roman.* Si cela approche quelque peu de ce style, c'est en tout cas du *mauvais roman* que M. Lefaure a commis là.

Mairie. — Située sur la place de l'Hôtel-de-Ville. Même auteur officiel que l'église Saint-Louis. Aucun cachet artistique, aucune valeur d'architecture. C'est une maison fort commode pour ce qu'on y fait.

Ancien Parc. — Planté en 1812, d'après les ordres de Napoléon Ier. Il ne reste que très peu des anciens arbres provenant de cette époque.

Nouveaux Parcs et Digue de l'Allier. — La rivière d'Allier coulait, avant 1861, au pied de l'enclos des Célestins, passait près de la place de la Marine et se répandait ensuite dans la direction du barrage actuel. Une digue, construite en pierres d'Hauterive et chaux, l'a repoussée de 50 mètres, en de certains endroits, plus loin de Vichy, qu'elle met à l'abri maintenant des inondations si terribles et si violentes de cette rivière. Sur le terrain gagné sur l'Allier, on a planté un superbe parc, qu'on désigne sous le nom de nouveaux Parcs. Il entoure Vichy tout entier du côté de l'ouest. Il commence presque au barrage et finit à l'autre bout de la digue, plus haut que les Célestins. Bien percé d'allées réservées au public, il est fort fréquenté pendant le jour. Un petit lac, avec canards et oies exotiques, donne à ce coin de Vichy un aspect ravissant. Ne pas s'y aventurer la nuit, car alors certains personnages, escarpes et autres gens de cette espèce, profitent de ce que ces parcs ne sont pas éclairés pour se livrer, sur les promeneurs, à un petit commerce que la morale et la police défendent.

Pont de Vichy. — Œuvre de M. l'ingénieur Radoult de Lafosse. Ne lui fait pas honneur. Deux voitures qui s'y rencontrent ont peine à passer sans s'accrocher ; les trottoirs sont si peu larges qu'on n'y peut circuler qu'une personne à la fois. Une arche supplémentaire en pierre a été construite sur le côté de Vichy. Les critiques prétendent que cette arche a été rendue nécessaire par la faute de l'ingénieur, qui n'avait pas su indiquer au juste la longueur des arches en fer dont il avait besoin.

Le Barrage. — Au bout de la digue, en aval de Vichy, on a construit un barrage, composé d'une partie fixe en maçonnerie et d'une partie mobile longue de 186 mètres. Grâce à lui, du 1er juin au 1er septembre, l'Allier forme, le long de Vichy, une belle nappe d'eau, sur laquelle il est aussi facile de canoter que sur le lac le plus paisible.

Les ex-Chalets impériaux. — Construits sous l'empire, pour loger l'empereur pendant le mois qu'il venait passer à Vichy. Trois sont la propriété de médecins de Vichy : le chalet des Roses appartient à M. le Dr Bignon ; le chalet Clermont-Tonnerre est à M. le Dr de Lalaubie ; un troisième est la propriété de M. le Dr Willemin.

Les Hôtels. — Certes Vichy n'est plus le *vicus calidus* des anciens temps, et nous sommes loin de l'époque où Chomel constatait qu'il y avait ici une maison qui pouvait héberger jusqu'à cinquante étrangers. Tout ce que la vie moderne a de luxe et de bien-être se rencontre à Vichy, où les distractions abondent, où le plaisir n'est pas marchandé. Je n'entreprendrai pas de décrire les mille maisons qui offrent, à des prix bien réduits, l'hospitalité aux buveurs d'eau, je ne signalerai comme type qu'une des plus anciennes, le Grand Hôtel des Ambassadeurs, dont la création remonte à 1856.

Successivement agrandi et amélioré, cet hôtel est aujourd'hui le plus beau, un des plus grands et le plus confortable qui se puisse trouver à Vichy. Nul n'est mieux situé : sur le Parc, ou plutôt au milieu des Parcs, car si sa principale façade borde l'ancien Parc, il domine d'un autre côté les nouveaux. La porte principale de l'hôtel ouvre sur le Square de la Musique et le Casino ; la seconde sur l'Hôtel de Ville, la Poste et le Télégraphe. Les voyageurs habitant cette maison privilégiée peuvent, de leur balcon, et même de leur chambre, entendre les superbes concerts donnés deux fois par jour par l'excellent orchestre du Casino.

L'aménagement intérieur répond parfaitement à l'aspect monumental de la construction. Toutes les commodités, tous les petits détails qui constituent le confortable y ont été prévus et sont sans cesse perfectionnés. On y trouve des appartements somptueux pour ceux qui aiment le luxe, et d'autres plus simples, mais absolument commodes et confortables pour ceux qui, dans un déplacement de quelques semaines, recherchent surtout un lit excellent, une grande propreté et la douce animation d'une société exempte de tout mélange équivoque.

Quant à la table, si l'on peut dire des hôtels de Vichy en général qu'ils n'ont à craindre aucune comparaison avec les meilleurs hôtels des autres villes d'eaux, on peut affirmer non moins hautement que la cuisine et les vins de l'hôtel des Ambassadeurs viennent en première ligne. Que l'on y mange à table d'hôte ou au restaurant, à prix fixe ou à la carte, les mets et le service n'en sont pas moins irréprochables.

Quand j'aurai ajouté que malgré tout ce confortable, supérieur sur bien des points à celui de beaucoup de grands hôtels de Paris, les prix sont modérés (10 à 20 francs par jour, pension et vins compris), salons particuliers (de 10 à 50 francs par jour), j'aurai renseigné complètement mes lecteurs.

Les Courses et le Concours hippique, qui ont lieu chaque année à Vichy, ayant augmenté considérablement le nombre des buveurs d'eau qui désirent y amener leurs équipages, les propriétaires de l'hôtel des Ambassadeurs ont fait construire près de l'hôtel des écuries et remises, installées avec tout le confortable exigé aujourd'hui en matière de sport.

Si je n'ai pu citer à Vichy qu'un seul hôtel comme modèle, je dois ajouter que le plus grand nombre, grands, moyens et petits sont, dans leur genre et selon leurs prix, bien tenus et peu chers.

Mais je dois engager mes lecteurs à se méfier, surtout à Saint-Germain-des-Fossés, des individus, hommes et femmes qui, sous prétexte de leur donner des indications utiles, chercheront à les détourner de leur destination, s'ils en ont une, et à les entraîner, par tous les moyens possibles, dans des hôtels peu recommandables. Les bons hôtels de Vichy n'emploient pas ce honteux système de raccolement, et le voyageur qui n'a pas d'adresse fera mieux de consulter son indicateur de chemin de fer, où il trouvera les annonces de la plupart des bonnes maisons de Vichy.

Les Sous-Sols de Vichy. — Pour l'aménagement des sources et pour les conduites d'eau des bains, il existe sous Vichy un réseau de souterrains qu'on peut visiter et qui est très curieux. On y pénètre par la pastillerie ou bien par une petite porte près l'embouteillage. On peut se rendre au Puits-Carré, à la Grande-Grille, à la source Lucas, à la source Mesdames et à la source de l'Hôpital, en traversant dans tout son entier le parc. Dans cette traversée, on est arrêté à un moment par un obstacle à franchir. C'est le ruisseau des Rosières, ce cloaque qui a déjà disparu dans une de ses parties, et qui devrait bien ne plus exister en cet endroit.

Promenades hors de Vichy

Saint-Yorre. — Le village de Saint-Yorre, dont le nom est universellement connu, un des plus petits du département de l'Allier (340 habitants), n'est cependant situé qu'à 7 kilomètres de Vichy. On s'y rend soit par la route de Thiers, en traversant Abrest, soit par le chemin de fer. Si quelques étrangers désiraient aller le visiter, je leur conseillerais de prendre le train qui part de Vichy à 11 heures, après déjeûner, et qui repart de Saint-Yorre à **1 h.** 45. Cette promenade peut se faire sans interrompre le traitement. Pendant les deux heures que l'on reste à Saint-Yorre, on a grandement le temps de visiter les quelques curiosités qui y existent et dont la principale est, sans contredit, la **Source Mallat.** Elle jaillit à droite de la ligne du chemin de fer, en allant à Thiers, au pied du talus de cette ligne.

Un vaste établissement, construit tout nouvellement, entouré de parterres et de bosquets, répond à toutes les exigences de l'embouteillage et de l'expédition des eaux. En passant en wagon, on peut voir la source s'élancer dans sa vasque élégante, où elle s'étale en laissant dégager des millions de bulles gazeuses.

Sa température n'est que de 12°. Son débit *extraordinaire* atteint **43.000 litres** par 24 heures. C'est de toutes les sources froides ou tièdes du bassin, celle qui donne le plus d'eau ; les *Nouveaux Célestins* ne débitant que 13^{m3}620 ; *Lardy* 8^{m3}, etc.

Très gazeuse et fortement alcaline, sa composition la range parmi les premières et les plus riches de Vichy.

L'arsenic, le fer, qui y existent en quantité notable, la font préconiser comme tonique et reconstituante.

Comme *eau transportable,* il ne peut en exister d'aussi bonne ; sa basse température, la grande quantité de gaz acide carbonique qu'elle contient, les soins que l'on donne à l'embouteillage, qui ne s'opère qu'en ma présence et sous ma direction, la recommandent fortement aux malades qui veulent continuer *chez eux* le traitement commencé à Vichy.

Casino des Justices. — Ce qu'on appelle le Casino des Justices est une maison entouré d'un parc, qui se trouve à 2 kilomètres de Cusset, sur la route de Molles, au sommet de la côte des Justices. Autrefois on y a engraissé des volailles, par le système Martin. Divers industriels ont essayé d'en faire un but de promenade pour les étrangers en traitement à Vichy. Aucun n'a réussi à atteindre ce but.

Les Malavaux. — On appelle ainsi la partie de la vallée du Jolan, petit affluent du Sichon, qui s'étend à la sortie de Cusset, depuis le pont de la route de Lapalisse jusqu'à la montée de la route du Mayet-de-Montagne. De chaque côté, cette vallée étroite est fermée par des collines rocheuses à la base et cultivée sur leur sommet. A visiter, près de l'auberge où l'on se repose, les *ruines du château des Templiers*, le *Puits du Diable*, l'*Echo*, etc., etc. Les Malavaux sont situés à 5 kilomètres de Vichy.

Charmeil. — Petite commune de l'arrondissement de Gannat, à 6 kilomètres de Vichy, sur la route de Saint-Pourçain. 306 habitants. Château style Louis XV, appartenant au comte d'Evry.

Montagne-Verte. — Mamelon qui surplombe les collines qui forment la commune de Creuzier-le-Vieux. Restaurant ; jeux divers ; point de vue. Distance de Vichy : 4 kilomètres.

L'Ardoisière. — Distance de Vichy : 12 kilomètres. Restaurant entouré d'arbres et baigné par le Sichon. Tout proche, anciennes carrières d'ardoises, qui ne sont plus exploitées. A visiter : la *Grotte* et le *Gourre-Saillant.*

Hauterive. — Petit village du canton d'Escurolles, à 6 kilomètres de Vichy. 479 habitants. A visiter : le Parc, la source d'Hauterive et les carrières de pierre, d'où a été extrait tout le moellon qui a servi à la construction de la digue de Vichy.

Côte Saint-Amand. — Restaurant situé sur la côte qui domine Abrest (rive droite de l'Allier). Distance de Vichy : 3 kilomètres.

Saint-Rémy-en-Rollat. — Commune de 1.127 habitants, sur la route de Saint-Pourçain, à quelques kilomètres seulement de Charmeil. Distance de Vichy : 9 kilomètres.

Cognat-Bois-de-l'Eau. — Commune du canton d'Escurolles, sur la route de Gannat, à 9 kilomètres.

de Vichy. Le *Bois-de-l'Eau* est actuellement défriché.
Une descente très rapide a conservé ce nom. Voir à
Cognat le château de Lyonne.

Effiat. — Village de 1.448 habitants, dans le département du Puy-de-Dôme, à 29 kilomètres de Vichy.
Superbe château, dont le style ne peut être déterminé.

Puy-Grenier. — A une certaine époque, il y a eu
au Puy-Grenier un restaurant. Aujourd'hui il n'existe
plus. Le Puy-Grenier est une colline de la commune
d'Espinasse-Vozelle.

Randan. — Chef-lieu de canton du département du
Puy-de-Dôme, arrondissement de Riom, à 13 kilomètres de Vichy. Pour s'y rendre, on passe au Bois-
Randenay (superbe Sully sur une place publique), on
laisse Brugheas à droite, on traverse la forêt (4.000
hectares), propriété morcelée aujourd'hui, qui appar-
tenait et dont la plus grande partie appartient encore,
au duc de Montpensier, et Beauvesait, petit hameau
de la commune de Saint-Sylvestre. A visiter : le
château, propriété de la famille d'Orléans, l'église et
le parc.

Maulmont. — Rendez-vous de chasse, à 6 kilomètres
de Randan. Dépendait autrefois du château de Randan.
A été acquis ces temps derniers par M. du Guérinet.

Châteldon. — Chef-lieu de canton du Puy-de-Dôme,
arrondissement de Thiers (1.946 habitants). On peut
s'y rendre soit en voiture, par la route d'Abrest, soit
en chemin de fer (s'arrêter à la station de Ris-Châ-
teldon). 18 kilomètres de Vichy. Type de la vieille
ville auvergnate. A visiter : l'église, la tour de l'horloge, le château et les sources minérales (eau de
table).

Puy-Guillaume. — A 21 kilomètres de Vichy, sur
la route de Thiers ; village de 1.840 habitants. Rien
de remarquable. Station de chemin de fer.

Mariol. — 685 habitants, à 11 kilomètres de Vichy.
Après avoir passé Saint-Yorre, on prend un chemin à

Gauche, qui conduit directement au village de Mariol.
Rien d'intéressant à visiter.

Ris. — Village du Puy-de-Dôme, à 12 kilomètres de
Vichy. Vieille ville auvergnate, très sale. Visiter
l'église.

Château de Bourbon-Busset. — Busset, 14 kilomètres de Vichy, situé sur la côte qui domine Saint-
Yorre. Remarquable par son château du xive siècle,
appartenant à M. le comte Robert de Bourbon-Busset.

Ruines du château de Billy. — Billy, commune du
canton de Varennes (972 habitants), à 15 kilomètres
de Vichy, n'est remarquable que par les ruines d'un
ancien château-fort, datant du xive siècle. Ce sont ces
ruines que l'on aperçoit à gauche de la ligne du
chemin de fer, avant d'arriver à Saint-Germain-des-
Fossés, sur la ligne de Paris.

Saint-Germain-des-Fossés. — 13 kilomètres de
Vichy. 2.312 habitants ; gare très importante. Tête
des lignes de Paris, Clermont, Lyon et Vichy. A
visiter : une vieille chapelle, et une église appelée le
Prieuré.

Ruines de Mont-Gilbert. — Situées à 19 kilomètres
de Vichy, sur la route de Ferrières, après avoir passé
le village d'Arronnes. Le *château de Mont-Gilbert* est
le sujet d'un grand nombre de légendes du pays.

Grotte de Saint-Martin. — A peu de distance des
ruines de Mont-Gilbert. Cette grotte n'offre rien de
bien remarquable.

Gannat. — Chef-lieu d'arrondissement du département de l'Allier. 5.606 habitants. A 18 kilomètres de
Vichy. Sur la route accidentée qui y conduit, remarquer
à droite *Beauregard,* propriété de M. A. Mallat-Ramin ;
château de Lyonne, appartenant à M. de Montlaur ;
château de Fontorte, à M. du Peyroux ; et à gauche,
le *château de Rillat* au Bois-de-l'Eau et l'église de
Cognat (style roman).

A visiter à Gannat : l'*église,* la *prison* et les montagnes de *Sainte-Procule.*

Les viaducs de Montluçon. — Deux beaux ponts-viaducs sur la ligne de Gannat à Montluçon, avant la station Saint-Bonnet-Ebreuil. Distance de Vichy, 24 kilomètres ; de Gannat, 5 kilomètres.

Mayet-de-Montagne. — Chef-lieu de canton du département de l'Allier. 25 kilomètres de Vichy. 2.213 habitants. Rien de remarquable à citer.

Ferrières. — 22 kilomètres de Vichy. 1.836 habitants. A voir : la *Grotte des Fées,* la *Cascade des Fées* ou *pierre encise.*

Châtel-Montagne. — 1.794 habitants. A 25 kilomètres de Vichy. Eglise du XIᵉ siècle, restaurée de nos jours.

Mines de Laprugne. — Le village de Laprugne, qui compte 1.585 habitants, est à 35 kilomètres de Vichy. A visiter les mines de plomb argentifère.

Rocher Saint-Vincent. — Pointe de roc noir, à pic sur la route de Ferrières. A 45 kilomètres de Vichy.

Château de Lapalisse. — Lapalisse est le chef-lieu d'arrondissement du département de l'Allier dans lequel se trouve Vichy. 2.952 habitants. A 23 kilomètres de Vichy. Visiter le superbe château des comtes de Lapalisse, propriété actuelle de M. de Chabannes.

Cusset. — Chef-lieu de canton, à 3 kilomètres de Vichy. 6.762 habitants. Sources minérales peu importantes. Vieilles maisons sur la place Victor-Hugo ; la *Mal-Coiffée,* vieille tour qui sert de prison.

Route de chez Guitton. — On passe à Cusset, on traverse le hameau de Crépin, les communes de Creuzier-le-Vieux et de Creuzier-le-Neuf, on prend un chemin à droite et on arrive au village appelé *Chez Guitton,* qui se trouve à 15 kilomètres de Vichy et à 6 kilomètres seulement de la gare de Saint-

Gerand-le-Puy. On peut revenir par le bois de Selzat, en prenant la route de Lapalisse, au-dessus de Bost.

Source intermittente de Vesse. — Vesse est la commune qui se trouve immédiatement après avoir passé le pont de Vichy. 1.505 habitants. A 500 mètres environ de l'extrémité du pont, se trouve une source intermittente qui jaillit quatre fois par jour, à intervalles inégaux. Cette source n'est pas exploitée. Elle est considérée comme curiosité, et à ce titre le fermier paye un droit des pauvres au bureau de bienfaisance de Vesse.

Cimetière de Vichy. — Sur la limite de la commune, côté de la Montagne-Verte. Voir le monument élevé par la municipalité aux soldats français morts à l'ambulance de Vichy pendant la guerre de 1870. Ce monument a été inauguré, avec pompe, en 1887.

Abrest. — Petite commune de 875 habitants, à 3 kilomètres de Vichy, sur la route de Saint-Yorre. Château d'Abrest, avec pièce d'eau, appartenant à M. Bonnard, banquier à Vichy et vice-consul d'Espagne et de Portugal.

Thiers. — Chef-lieu d'arrondissement du Puy-de-Dôme, à 35 kilomètres de Vichy. On peut s'y rendre par chemin de fer (train de plaisir) ou en voiture, par la route de Saint-Yorre. 15.333 habitants. Ancienne ville, très curieusement construite sur l'arête d'une montagne. Traversée par la Durolle. Industrie très florissante de coutellerie.

Château de Lozet. — Près de l'église de Creuzier-le-Vieux, à 5 kilomètres de Vichy. Rien de bien curieux à voir. Ancien style, aucune valeur architecturale.

La Tour. — Le village de La Tour, qui appartient à la commune d'Abrest, est cependant situé sur la rive gauche de l'Allier, à 3 kilomètres de Vichy, à gauche en allant à Hauterive. Source minérale et restaurant.

Tarif officiel des voitures de place

Les cochers doivent faire marcher leurs chevaux à raison de 8 kilomètres au moins à l'heure, sauf aux montées, où la vitesse sera réduite à **5** kilomètres à l'heure.

COURSES A L'INTÉRIEUR DE LA VILLE

Le jour est compris entre six heures du matin et huit heures du soir.

La nuit est comprise entre huit heures du soir et six heures du matin.

TARIF DES COURSES A L'INTÉRIEUR DE LA VILLE

	DÉSIGNATION DES PRIX			
	VOITURES			
	à 1 cheval		à 2 chevaux	
	Jour	Nuit	Jour	Nuit
1° Courses à l'heure : Les courses à l'heure s'étendent seulement jusqu'aux limites du périmètre de l'octroi..........	3 f. »	4 f. »	4 f. »	6 f. »
2° Courses de gare avec ou sans bagages, aller du chemin de fer dans les hôtels ou réciproquement......................	1 50	2 50	2 50	3 50
3° Mêmes courses que ci-dessus. Aller et retour.................	3 »	5 »	4 »	6 »
4° Petites courses de ville.	1 25	2 »	2 »	3 »

Le prix de la première heure sera dû intégralement, lors même que le cocher n'aura pas été employé pendant l'heure entière.

Les heures suivantes se fractionneront et seront payées par demi-heure. La dernière fraction sera aussi due intégralement, malgré que la demi-heure n'aura pas été entièrement employée.

COURSES ET PROMENADES HORS DE VICHY

(Aller et retour, repos compris).

DÉSIGNATION DES COURSES ET PROMENADES	HEURES de repos	VOITURES	
		1 cheval	2 chevaux
Casino des Justices...........	1	7 f.	10 f.
— Retour par les Malavaux et vice versa.........	1	15	20
— Retour par La Chapelle et l'Ardoisière et v. v.	2	20	30
Les Malavaux................	1	7	10
Charmeil	1	7	10
— Retour par Cusset et v. v.	1	10	15
Montagne-Verte..............	1	7	10
— Retour par Cusset et v. v.	1	8	12
— Retour par Charmeil et vice versa...........	1	10	15
L'Ardoisière	1	10	15
Hauterive....................	1	7	10
Côte Saint-Amand.............	1	7	10
— Retour par le Vernet et Cusset et vice versa...	1	10	15
Saint-Rémy-en-Rollat........	1	10	15
— Retour par Vendat et v. v.	1	12	18
Cognat-Bois-de-l'Eau........	1	12	15
— Retour par la route d'Effiat et vice versa......	1	15	20
Effiat......................	2	18	24
— Retour par Randan, Bois-Randenez et vice versa.	2	22	30
— Retour par Maulmont et vice versa...........	2	28	35
Puy-Grenier.................	1	10	15
— Retour par la côte du Bois-de-l'Eau et v. v..	1	15	20
Randan, route du Bois-Randenez	2	15	20
— Retour par Maulmont...	2	18	24
Maulmont....................	2	15	20
— Retour par le pont de Ris et vice versa........	2	15	20
Châteldon...................	2	20	28
— Retour par la route de Ris et vice versa.....	2	22	30

DÉSIGNATION DES COURSES ET PROMENADES	HEURES de repos	VOITURES	
		1 cheval	2 chevaux
Puy-Guillaume................	2	20	28
— Retour par Châteldon et vice versa............	2	22	30
Mariol.....................	2	15	20
Ris........................	2	18	25
Château de Bourbon-Busset ...	2	15	20
— Retour par l'Ardoisière et vice versa.........	2	16	22
Saint-Yorre.................	1	10	14
Ruines du château de Billy....	2	15	20
— Retour par Saint-Rémy et vice versa.........	2	20	28
Saint-Germain-des-Fossés.....	1	12	18
Ruines de Mont-Gilbert.......	2	30	40
Grotte de Saint-Martin........	2	30	40
Gannat.....................	2	18	25
Les viaducs de Montluçon.....	2	30	40
Mayet-de-Montagne..........	2	25	35
— Ret. par Ferrières et v.v.	2	35	45
Ferrières	2	25	35
Châtel-Montagne.............	2	25	35
Mines de Laprugne..........	3	45	60
Rocher de Saint-Vincent......	3	40	50
Château de Lapalisse........	2	25	35
Cusset.....................	»	3	5
— Retour par Abrest et v.v.	1	7	10
Route de chez Guitton, retour par les bois de Selzat et par le poteau de Lapalisse et v. v.	2	15	20
Source intermittente de Vesse.	1/2	3	5
Cimetière de Vichy..........	1/2	3	5
Abrest ,...................	1/2	5	7
Thiers.....................	3	45	60
Château de Lauzet..........	1	7	10
La Tour....................	1	7	10

OBSERVATIONS

Si un cocher pris pour aller chercher quelqu'un à domicile ou dans un lieu public, est renvoyé sans être employé, il recevra à titre d'indemnité de déplacement le prix d'une course dans Vichy.

Gare de Vichy

VOYAGEURS

Le tableau ci-dessous donne approximativement, et à quelques minutes près, les heures de départ et d'arrivée des trains de Vichy :

SERVICE D'ÉTÉ

CHEMIN DE FER PARIS-LYON-MÉDITERRANÉE

DE VICHY A PARIS

	omnib.	omnibus	express	omnib.	express	express	omnibus
Vichy........dép.	5 05 m	8 56 m	10 05 m	2 10 s	3 58 s	9 30 s	9 30 s
St-Germain..dép.	5 30 m	9 33 m	10 54 m	2 57 s	4 30 s	10 15 s	10 25 s
Moulins......arr.	6 42 m	10 35 m	11 34 m	4 06 s	5 05 s	10 52 s	11 06 s
Paris........arr.	4 50 s	9 32 s	5 57 s	3 08 m	10 55 s	5 15 s	9 01 m

DE PARIS A VICHY

	omnibus	express	express	direct	express	omnibus
Paris........dép.	7 30 m	9 10 m	11 50 m	5 05 m	8 07 s	10 12 s
Moulins.....dép.	6 53 s	3 36 s	5 22 s	5 20 m	2 55 m	8 35 m
St-Germain..dép.	8 44 s	4 35 s	6 04 s	4 10 m	4 10 m	11 » m
Vichy........arr.	9 03 s	4 52 s	6 18 s	4 29 m	4 29 m	11 19 m

DE VICHY A CLERMONT-FERRAND

	omnibus	omnibus	omnibus	express	omnibus
Vichy.............départ.	7 » m	10 05 m	2 10 s	3 58 s	7 53 s
Saint-Germain....départ.	7 33 m	10 35 m	3 10 s	4 27 s	8 39 s
Riom............arrivée.	9 22 m	12 16 s	4 46 s	5 22 s	10 08 s
Clermont........arrivée.	9 56 m	12 45 s	5 15 s	5 38 s	10 35 s

DE CLERMONT-FERRAND A VICHY

	omnib.	express	omnibus	omnib.	omnib.	omnibus	express
Clermont.....dép.	7 25 m	9 20 m	12 35 s	3 10 s	5 32 s	7 45 s	8 20 s
Riom........dép.	7 51 m	9 36 m	1 03 s	3 26 s	6 04 s	8 06 s	8 38 s
St-Germain...dép.	9 30 m	11 » m	3 15 s	4 35 s	8 44 s	10 20 s	10 20 s
Vichy........arr.	9 45 m	11 12 m	3 32 s	4 52 s	9 03 s	10 42 s	10 42 s

DE VICHY A LYON

	omnibus	omnibus	omnibus	express
Vichy....................départ.	8 56 m	10 05 m	2 10 s	3 58 s
Saint-Germain............départ.	9 24 m	10 40 m	3 » s	4 32 s
Lyon-Perrache...........arrivée.	1 48 s	6 32 s	8 30 s	10 27 s

DE LYON A VICHY

	omnibus	omnibus	omnibus
Lyon-Perrache.....................départ.	8 30 m	3 30 s	3 55 s
Saint-Germain....................départ.	3 15 s	8 44 s	10 20 s
Vichy...........................arrivée.	3 32 s	9 03 s	10 42 s

Tous les hôtels de Vichy ont à la gare des omnibus spéciaux. — Service de ville à tous les trains. — Voitures de place.

Trains de plaisir de Vichy à Thiers (Voir l'affiche).

MARCHANDISES

Grande vitesse et colis postaux. — A la gare des voyageurs.

Petite vitesse. — Entrée : route de Cusset.

Des Eaux de Vichy transportées

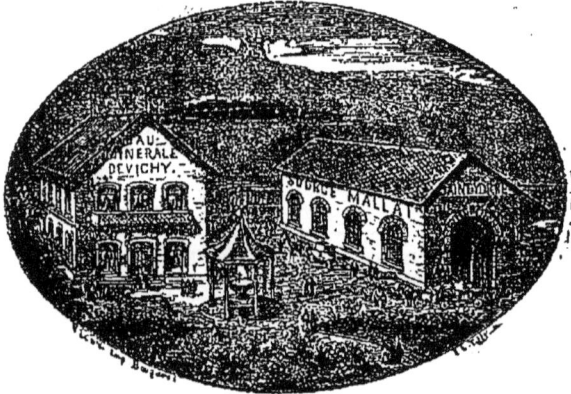

J'ai prouvé scientifiquement, dans plusieurs chapitres de la première partie de ce guide, que de toutes les eaux minérales froides du bassin de Vichy, c'était celle de la **Source Mallat de Saint-Yorre** qui avait la plus basse température (12°), qui perdait le moins d'acide carbonique par le transport et qui, par suite, devait être la seule consommée en dehors de Vichy par les malades qui voulaient continuer et achever chez eux leur cure thermale.

L'embouteillage se fait directement à la source elle-même ; en moins d'une seconde la bouteille pleine est bouchée avec des lièges de première qualité, de telle façon qu'il n'y ait aucune perte de gaz et qu'autant que possible l'eau transportée soit absolument identique à celle qui émerge de la source.

J'ai inauguré un système d'exploitation qui diminue certainement mes bénéfices au profit du client. Je n'ai jamais une seule bouteille d'eau remplie d'avance ; l'embouteillage se fait à mesure des commandes ; l'eau que les malades reçoivent est donc toujours fraîchement puisée et n'est jamais *pourrie*, comme l'est souvent celle de bien d'autres sources renommées et mieux connues.

L'expédition des eaux de la **Source Mallat** se fait de la gare de Saint-Yorre, franco d'emballage, en port dû, par caisses de 50, de 30 ou de 20 bouteilles. J'expédie aussi l'eau en demi et quart de bouteille et en vrac, par cadre de 300 ou de 600 bouteilles. Les prix sont les suivants, payables à la volonté du client, par remboursement ou par mandat-poste :

La caisse de 50 bouteilles.........	20fr	»
— de 30 bouteilles.........	12	75
— de 20 bouteilles.........	8	50
— de 50 demi-bouteilles	16	50
— de 50 quarts de bouteilles.	14	»

Réduction importante pour des commandes de 5 ou 10 caisses.

Il est important de faire remarquer que l'eau de la **Source Mallat de Saint-Yorre** est celle qui se vend le meilleur marché de toutes celles de Vichy. Il suffit, pour s'en convaincre, de comparer le coût d'une caisse de 50 bouteilles d'eau de la **Source Mallat** avec ceux d'une caisse de 50 bouteilles des sources de l'Etat, par exemple. Et cependant l'eau de la **Source Mallat** est bien supérieure comme eau transportée à toutes ses congénères.

Il suffit, pour les commandes, d'écrire à M. MALLAT, pharmacien de 1ʳᵉ classe, place de l'Hôpital, à Vichy ; ou de s'adresser aux dépositaires de la **Source Mallat**, dépositaires dont on trouvera la liste complète sur la couverture de ce volume.

Se méfier des substitutions et des contrefaçons.

J'ai vu tel malade qui n'obtenait aucun résultat d'un traitement à domicile par l'eau minérale, m'affirmer qu'il avait été trompé sur la nature de l'eau qu'on lui avait vendue, et que seule celle de la **Source Mallat** lui avait donné un bon résultat.

Pour mettre en garde le public contre la substitution possible d'une source pour une autre, je publie ci-contre un *fac-simile* de l'étiquette et de la capsule que doit porter toute bouteille d'eau de la **Source Mallat.**

L'eau de la **Source Mallat** ne produit jamais de dépôt. On peut retourner, et j'engage à retourner les bouteilles en tout sens, jamais la limpidité de l'eau naturelle n'est troublée par un dépôt marneux.

Exiger l'étiquette et la capsule ci-contre; s'assurer de la limpidité de l'eau en retournant plusieurs fois la bouteille sur elle-même.

Les bouteilles vides, modèle Vichy *(verre noir, non huileuses et facilement lavables),* sont reprises à 8 francs le cent, rendues franco en gare de Saint-Yorre.

Les Compagnies de chemin de fer accordent le *Tarif spécial le plus réduit* pour toute expédition de cinq caisses de 50 bouteilles.

Demander l'eau de la **Source Mallat** chez tous les pharmaciens, marchands d'eaux minérales et droguistes.

Exiger sur la capsule de la bouteille, les mots **Source Mallat de Saint-Yorre,** et sur l'étiquette la vignette imprimée en tête de ce chapitre.

Fac-simile de l'Etiquette de la bouteille d'eau de la Source Mallat de Saint-Yorre.

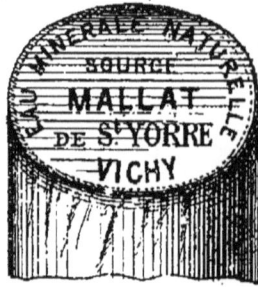

Fac-Simile de la Capsule recouvrant le goulot
de la bouteille d'eau de la Source Mallat-St-Yorre

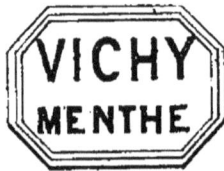

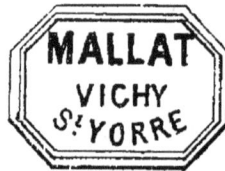

Fac·simile des deux côtés des Pastilles de Vichy,
fabriquées à la Pharmacie Mallat (Administration
de la Source Mallat-St-Yorre).

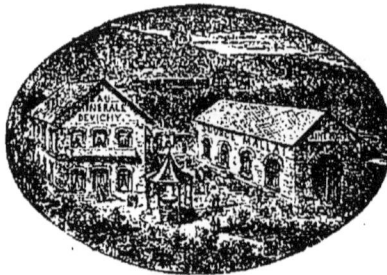

Vue de la Source Mallat de saint-Yorre

PRIX DE TRANSPORT

(sous toutes réserves)

de l'eau minérale, de la gare de Saint-Yorre
aux gares suivantes :

NOMS DES VILLES ET DÉPARTEMENTS	PRIX de transport de la caisse de 50 bouteilles	PRIX de transport pour 5 caisses de 50 bout. (tarif spécial)
Agen (Lot-et-Garonne)........	5^{fr}70	19^{fr} »
Albi (Tarn).................	5 25	18 »
Alençon (Orne).............	5 90	21 10
Amiens (Somme).............	6 50	20 35
Angers (Maine-et-Loire)......	5 35	18 20
Angoulême (Charente)........	4 90	16 40
Annecy (Haute-Savoie).......	4 40	11 35
Arras (Pas-de-Calais)..... ..	7 10	23 25
Auch (Gers)................	7 05	25 65
Aurillac (Cantal)............	3 45	11 70
Auxerre (Yonne)............	3 55	9 55
Avignon (Vaucluse).........	4 75	12 10
Bar-le-Duc (Meuse).........	6 05	18 65
Beauvais (Oise).............	5 90	17 75
Belfort (Territoire de Belfort)..	5 30	13 20
Besançon (Doubs)...........	4 40	12 15
Blois (Loir-et-Cher)•........	4 »	14 60
Bordeaux (Gironde)..........	5 65	18 25
Bourg (Ain)............... ..	3 55	9 55
Bourges (Cher).............	2 75	8 50
•Caen (Calvados)...........	7 75	24 »
Cahors (Lot)...............	4 80	17 05
Carcassonne (Aude)..........	7 10	23 70
Cette (Hérault).............	5 30	13 20
Châlons-sur-Marne (Marne)...	5 85	17 75
Chambéry (Savoie)..........	4 15	10 80
Chartres (Eure-et-Loir).......	4 55	15 »
Châteauroux (Indre)	3 25	12 20
Chaumont (Haute-Marne).....	5 »	14 40
Clermont-Ferrand (Puy-de-D.).	1 65	4 10

NOMS DES VILLES ET DÉPARTEMENTS	PRIX de transport de la caisse de 50 bouteilles	PRIX de transport pour 5 caisses de 50 bout. (tarif spécial)
Digne (Basses-Alpes)........	5 65	13 95
Dijon (Côte-d'Or)............	3 65	9 75
Draguignan (Var).......... ..	6 85	16 70
Epinal (Vosges)...............	6 20	14 55
Evreux (Eure).......	6 30	18 40
Foix (Ariège)............. .	7 »	25 30
Gap (Hautes-Alpes)	5 10	12 85
Gray (Haute-Saône)..........	4 20	10 80
Grenoble (Isère)........... .	3 85	10 20
Guéret (Creuse)...............	3 »	10 95
Laon-(Aisne)...............	6 60	20 80
La Rochelle (Charente-Infér.).	5 80	23 40
La Roche-sur-Yon (Vendée)...	5 65	22 60
Laval (Mayenne.)........... ..	6 15	19 65
Le Havre (Seine-Inférieure)...	7 35	22 45
Le Mans (Sarthe)............	5 25	18 »
Le Puy (Haute-Loire)........	3 15	8 70
Lille (Nord).................	7 60	25 65
Limoges (Haute-Vienne)......	3 75	14 »
Lyon (Rhône)................	2 75	7 55
Mâcon (Saône-et-Loire).......	3 10	8 60
Marseille (Bouches-du-Rhône).	5 80	14 30
Melun (Seine-et-Marne).......	4 30	11 15
Mende (Lozère)..............	6 60	25 70
Mézières (Ardennes).........	7 05	20 90
Mont-de-Marsan (Landes).....	8 05	29 70
Montauban (Tarn-et-Garonne).	5 35	18 35
Montpellier (Hérault)........	4 95	12 45
Moulins (Allier)..............	1 65	4 05
Nancy (Meurthe-et-Moselle)...	6 10	18 80
Nantes (Loire-Inférieure)......	6 15	19 80
Nevers (Nièvre)..............	2 25	5 95
Nice (Alpes-Maritimes).......	7 25	18 05
Nîmes (Gard)...........	4 75	12 10
Niort (Deux-Sèvres).........	5 45	21 60

NOMS DES VILLES ET DÉPARTEMENTS	PRIX de transport de la caisse de 50 bouteilles	PRIX de transport pour 5 caisses de 50 bout. (tarif spécial)
Orléans (Loiret).............	3 90	12 »
Paris (Seine)...	4 75	12 10
Pau (Basses-Pyrénées).. ...	9 35	35 95
Périgueux (Dordogne)........	4 50	15 85
Perpignan (Pyrénées-Orient.).	7 25	21 10
Poitiers (Vienne).............	4 70	17 95
Privas (Ardèche).....	4 05	10 60
Quimper (Finistère).........	8 15	23 85
Rennes (Ille-et-Vilaine).. ...	7 40	23 60
Rodez (Aveyron)...........	4 80	17 05
Rouen (Seine-Inférieure)......	6 45	19 05
Saint-Brieuc (Côtes-du-Nord).	8 70	21 10
St-Claude(Jura)en gare Oyonnax	4 05	10 60
Saint-Etienne (Loire).........	2 35	6 25
Saint-Lô (Manche)..........	8 60	26 10
Tarbes (Hautes-Pyrénées)....	8 10	30 65
Toulouse (Haute-Garonne)....	5 60	18 55
Tours (Indre-et-Loire)........	4 30	15 »
Troyes (Aube).........	4 95	14 »
Tulle (Corrèze)......	3 85	13 10
Valence (Drôme).......	3 65	9 75
Vannes (Morbihan)....	7 30	22 »
Versailles (Seine-et-Oise).....	5 05	13 10

ÉTRANGER

Genève (Suisse)............	4 40	11 35
Lausanne (Suisse)............	5 85	17 25
Milan (Italie)......	5 55	23 75
Rome (Italie)................	8 80	39 30
Turin (Italie)................	4 50	18 65

TABLE

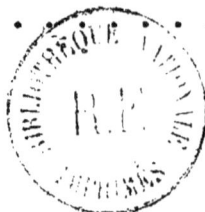

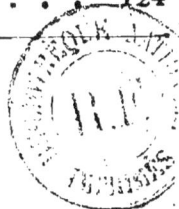

VICHY. — IMP. BOUGAREL, RUE SORNIN.

www.ingramcontent.com/pod-product-compliance
Lightning Source LLC
Chambersburg PA
CBHW062044200326
41519CB00017B/5130